超《ちょう》絵《え》解《かい》本《ぼん》

ヒトの体《からだ》はこんなにすごい!

人《じん》体《たい》の取《とり》扱《あつかい》説《せつ》明《めい》書《しょ》

科《か》学《がく》的《てき》に正《ただ》しいあなたの体《からだ》の使《つか》い方《かた》

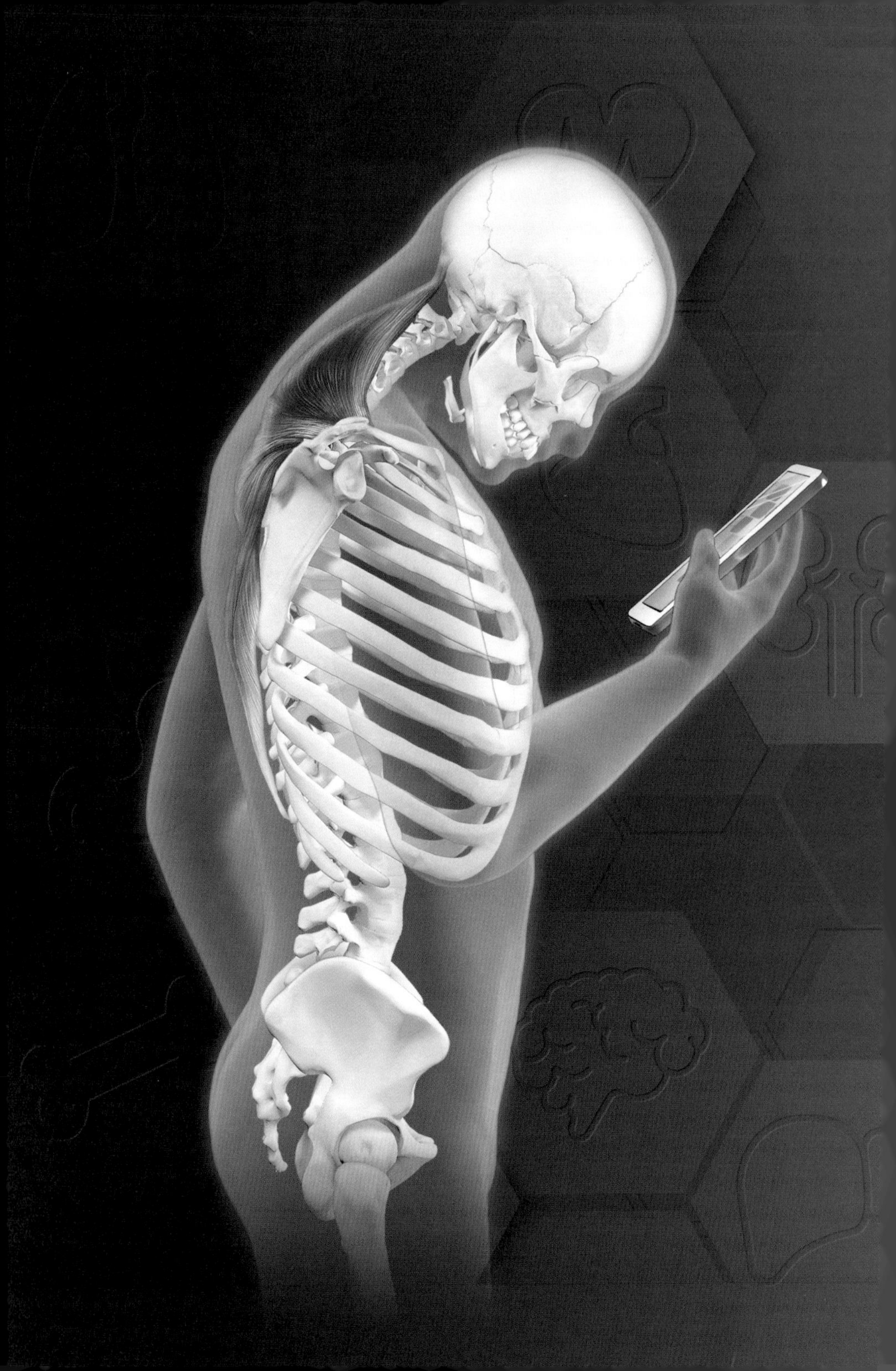

はじめに

私《わたし》たちの体《からだ》には，精密機器《せいみつきき》に勝《まさ》るとも劣《おと》らない，

さまざまな機能《きのう》やしくみがそなわっています。

しかし，まちがった使《つか》い方《かた》をしていると，

体《からだ》のパフォーマンスを最大限《さいだいげん》に発揮《はっき》できないだけでなく，

不調《ふちょう》や病気《びょうき》の原因《げんいん》になりかねません。

何気《なにげ》なく使《つか》っている体《からだ》にも，「科学的《かがくてき》に正《ただ》しい使《つか》い方《かた》」があるのです。

この本《ほん》では，体《からだ》の基本的《きほんてき》な構造《こうぞう》をはじめ

「正《ただ》しい座《すわ》り方《かた》」や「生活習慣病《せいかつしゅうかんびょう》への対処法《たいしょほう》」などの実践的《じっせんてき》な内容《ないよう》を，

わかりやすいイラストとともに紹介《しょうかい》していきます。

体《からだ》が“故障《こしょう》”をおこしてしまう前《まえ》に，

“トリセツ”を見《み》ながら正《ただ》しい使《つか》い方《かた》を身《み》につけましょう。

プロローグ

1 骨《ほね》・筋肉《きんにく》・皮膚《ひふ》のトリセツ

2 目《め》と耳《みみ》のトリセツ

3 歯《は》と内臓《ないぞう》のトリセツ

4 呼吸《こきゅう》と血液《けつえき》のトリセツ

5 脳《のう》と神経《しんけい》のトリセツ

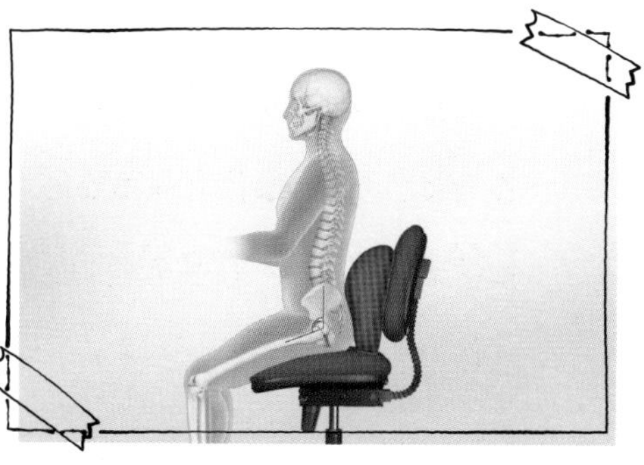

プロローグ

自分《じぶん》の体《からだ》を正《ただ》しく使《つか》いこなそう！

高性能《こうせいのう》な人体《じんたい》を使《つか》いこなすには，しくみや機能《きのう》を正《ただ》しく知《し》ることが大切《たいせつ》

家《か》電製品《でんせいひん》や日用品《にちようひん》などには，取《とり》扱説明書《あつかいせつめいしょ》（トリセツ）がついています。このトリセツをあとから読《よ》んで，実《じつ》は使《つか》い方《かた》をまちがっていたと気《き》づいたことや，便利《べんり》な機能《きのう》に気《き》づかなくて損《そん》した気持《きも》ちになった経験《けいけん》はありませんか。

人《ひと》の体《からだ》は，とても高《たか》い機能《きのう》をもつ“精密機械《せいみつきかい》”のようなものです。**私《わたし》たちが健康《けんこう》を維持《いじ》したり，自分《じぶん》の体《からだ》のパフォーマンスを最大限《さいだいげん》に発揮《はっき》したりするためには，体《からだ》のしくみや機能《きのう》，使《つか》い方《かた》を正《ただ》しく知《し》ることが大切《たいせつ》です。**

筋肉《きんにく》や関節《かんせつ》，目《め》や耳《みみ》，胃《い》や腸《ちょう》，体《からだ》をコントロールする神経系《しんけいけい》など，体《からだ》のさまざまな部位《ぶい》を取《と》り上《あ》げた“人《じん》体《たい》のトリセツ”を読《よ》んで，自分《じぶん》の体《からだ》を上手《じょうず》に使《つか》いこなしましょう。

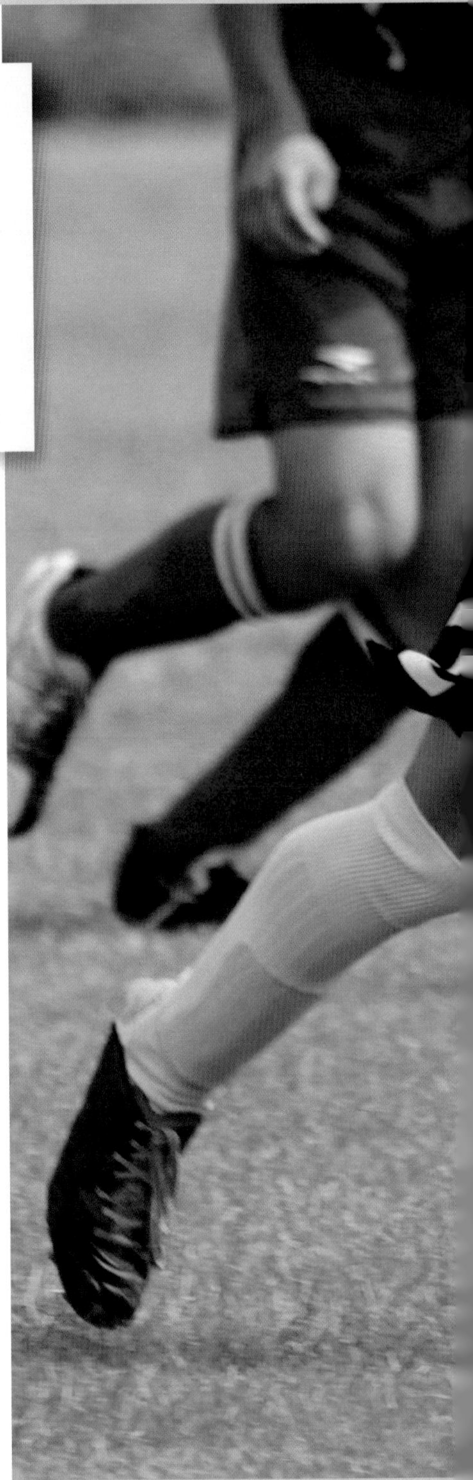

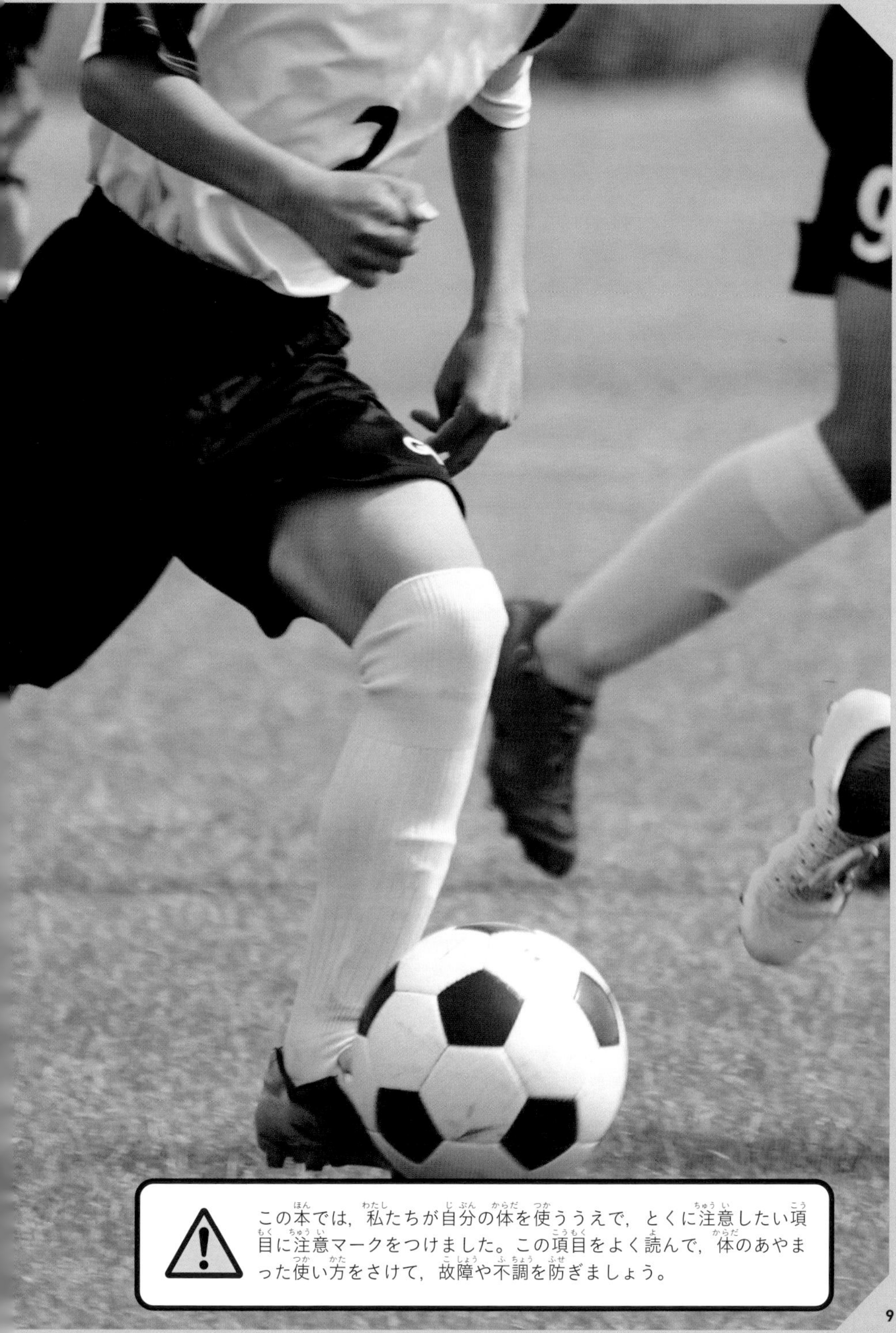

この本《ほん》では，私《わたし》たちが自分《じぶん》の体《からだ》を使《つか》ううえで，とくに注意《ちゅうい》したい項《こう》目《もく》に注意《ちゅうい》マークをつけました。この項目《こうもく》をよく読《よ》んで，体《からだ》のあやまった使《つか》い方《かた》をさけて，故障《こしょう》や不調《ふちょう》を防《ふせ》ぎましょう。

1

骨《ほね》・筋肉《きんにく》・皮膚《ひふ》のトリセツ

体《からだ》を動《うご》かすためにはたらく骨《ほね》や筋肉《きんにく》，そして体《からだ》のいちばん外側《そとがわ》でがんばっている肌《はだ》は，家電製品《かでんせいひん》でいえば，製品《せいひん》の基本的《きほんてき》な構造《こうぞう》をつくる部分《ぶぶん》といえます。1章《しょう》では，骨《ほね》・筋《きん》肉《にく》・肌《はだ》のしくみと，その上手《じょうず》な使《つか》い方《かた》をみていきましょう。

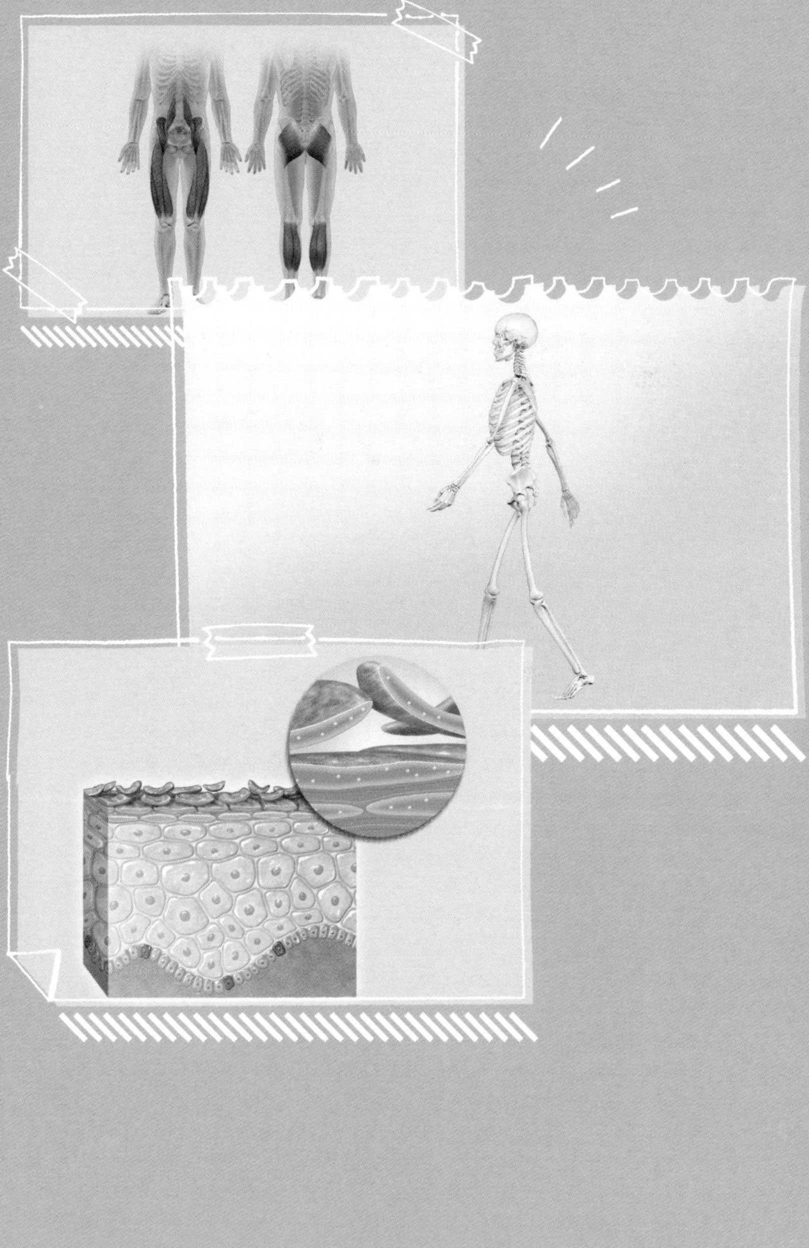

成人《せいじん》の体《からだ》には206個《こ》もの骨《ほね》がある

体《からだ》を支《ささ》える骨《ほね》の名前《なまえ》と役割《やくわり》を確認《かくにん》しよう

人《にん》間《げん》が姿勢《しせい》を保《たも》ち，立《た》って歩《ある》くことができるのは，骨《ほね》のおかげです。**脳《のう》を格納《かくのう》する「頭蓋《とうがい》骨《こつ》」，首《くび》からおしりにかけてつらなって体全体《からだぜんたい》の支柱《しちゅう》となる「脊《せき》柱《ちゅう》※」，太《ふと》ももの「大腿骨《だいたいこつ》」など，合《ごう》計《けい》206個《こ》の骨《ほね》が体《からだ》を支《ささ》えています**。これらの骨《ほね》がつくる構造《こうぞう》を「骨《こっ》格《かく》」といいます。

脊柱《せきちゅう》には33～34個《こ》の「椎骨《ついこつ》」がつらなっており，場所《ばしょ》によって「頸《けい》椎《つい》」「胸椎《きょうつい》」「腰椎《ようつい》」「仙骨《せんこつ》」「尾骨《びこつ》」とよばれます。頸椎《けいつい》は頭部《とうぶ》を支《ささ》える首《くび》の部分《ぶぶん》，胸椎《きょうつい》は「肋骨《ろっこつ》」と接続《せつぞく》して胸部《きょうぶ》を支《ささ》える部分《ぶぶん》，腰椎《ようつい》は腰《こし》を支《ささ》える部分《ぶぶん》，仙骨《せんこつ》と尾骨《びこつ》は骨盤《こつばん》に含《ふく》まれる部分《ぶぶん》です。なかでも腰椎《ようつい》は，重《おも》いものを持《も》ち上《あ》げるときなどに，大《おお》きな負荷《ふか》がかかる椎骨《ついこつ》です。

脊柱《せきちゅう》が支《ささ》える上半身《じょうはんしん》の荷重《かじゅう》を受《う》け止《と》めて，左右《さゆう》の大腿骨《だいたいこつ》へふりわけるのが「骨盤《こつばん》」です。骨盤《こつばん》は，脊《せき》柱《ちゅう》の下部《かぶ》にある仙骨《せんこつ》と尾骨《びこつ》と「寛《かん》骨《こつ》」からなる骨《ほね》です。

仙骨《せんこつ》，尾骨《びこつ》，寛骨《かんこつ》は，誕生時《たんじょうじ》には別々《べつべつ》だった骨《ほね》が，成人《せいじん》になる過程《かてい》でまとまったものです。このように人《ひと》の骨《ほね》の中《なか》には，成長《せいちょう》するにつれて一《ひと》つにつながる骨《ほね》も少《すく》なくありません。

骨《ほね》のかたさは，骨《ほね》の成分《せいぶん》であるリン酸《さん》カルシウムなどの密度《みつど》（骨《こつ》密度《みつど》）で決《き》まります。骨密度《こつみつど》は20歳《さい》ごろに最大《さいだい》となり，40代後半《だいこうはん》ごろから徐々《じょじょ》に低下《ていか》していきます。骨《こつ》密度《みつど》が低下《ていか》して骨《ほね》がもろくなるのが「骨粗鬆症《こつそしょうしょう》」です。**運動《うんどう》したり歩《ある》いたりして骨《ほね》に負荷《ふか》がかかると，骨《ほね》の成分《せいぶん》が多《おお》くつくられます**。骨《こつ》密度《みつど》の低下《ていか》を防《ふせ》ぐためには，適度《てきど》に歩《ある》くことが有効《ゆうこう》です。

※：いわゆる背骨。脊椎ともよばれます。

人体《じんたい》を支《ささ》える骨《ほね》たち

成人《せいじん》の骨格《こっかく》と，主要《しゅよう》な骨《ほね》を示《しめ》しました。仙骨《せんこつ》や寛骨《かんこつ》など，誕生時《たんじょうじ》は別々《べつべつ》だった骨《ほね》が，成長《せいちょう》するにつれて一《ひと》つにつながるものもあります。

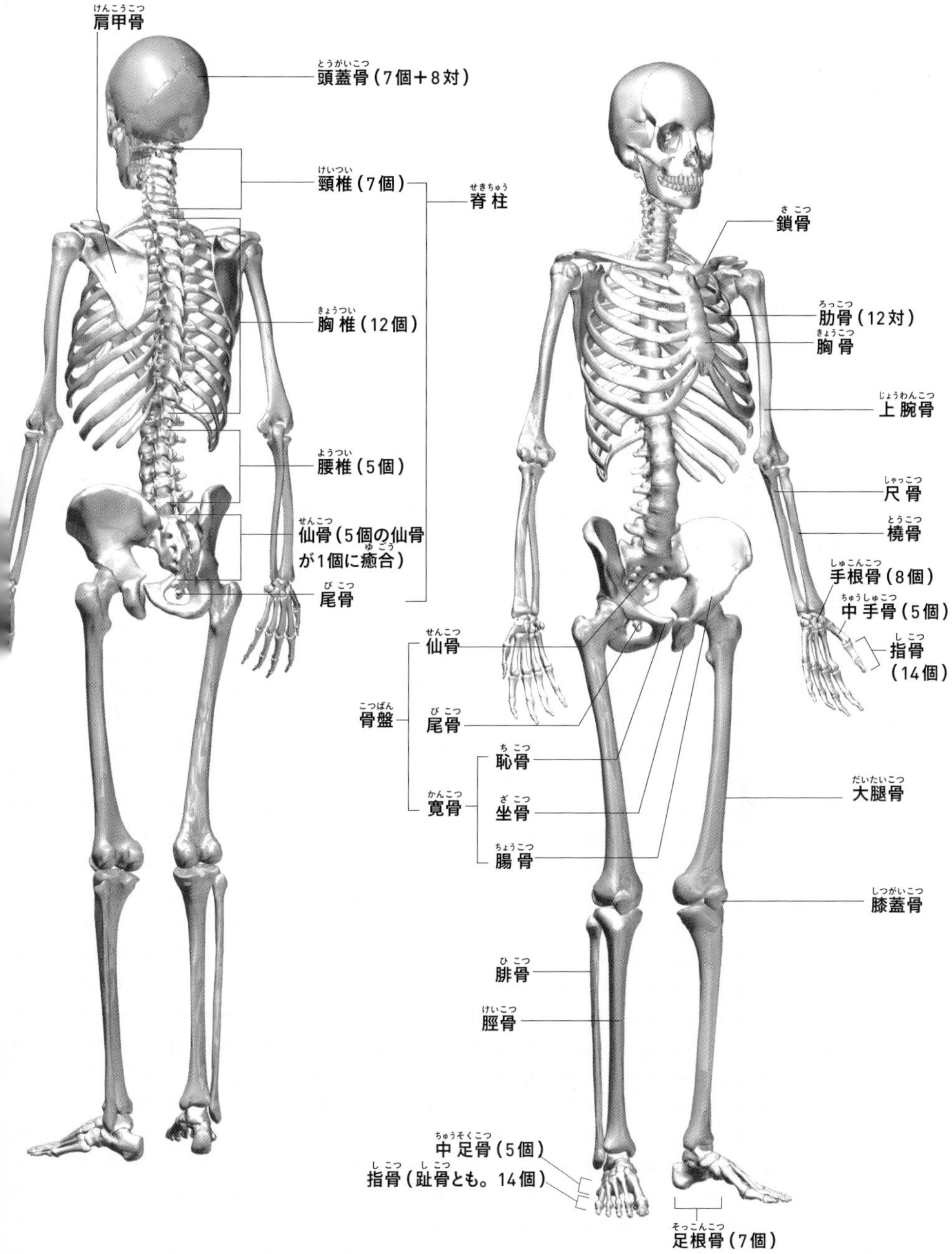
肩甲骨《けんこうこつ》
頭蓋骨《とうがいこつ》（7個＋8対）
頸椎《けいつい》（7個）
脊柱《せきちゅう》
胸椎《きょうつい》（12個）
腰椎《ようつい》（5個）
仙骨《せんこつ》（5個の仙骨が1個に癒合《ゆごう》）
尾骨《びこつ》
鎖骨《さこつ》
肋骨《ろっこつ》（12対）
胸骨《きょうこつ》
上腕骨《じょうわんこつ》
尺骨《しゃっこつ》
橈骨《とうこつ》
手根骨《しゅこんこつ》（8個）
中手骨《ちゅうしゅこつ》（5個）
指骨《しこつ》（14個）
仙骨《せんこつ》
骨盤《こつばん》
尾骨《びこつ》
恥骨《ちこつ》
寛骨《かんこつ》
坐骨《ざこつ》
腸骨《ちょうこつ》
大腿骨《だいたいこつ》
膝蓋骨《しつがいこつ》
腓骨《ひこつ》
脛骨《けいこつ》
中足骨《ちゅうそくこつ》（5個）
指骨《しこつ》（趾骨《しこつ》とも。14個）
足根骨《そっこんこつ》（7個）

人体《じんたい》には，およそ260個《こ》の関節《かんせつ》がある

形状《けいじょう》によって，動《うご》く方向《ほうこう》や角度《かくど》が決《き》まる

肩関節《けんかんせつ》

上腕骨《じょうわんこつ》の上端《じょうたん》にあるボール状《じょう》の凸部分《とつぶぶん》（水色《みずいろ》）と，肩甲骨《けんこうこつ》にある凹部分《おうぶぶん》（青色《あおいろ》）をつなぐ関節《かんせつ》。球《きゅう》関節《かんせつ》に分類《ぶんるい》され，複数《ふくすう》の方向《ほうこう》（運《うん》動軸《どうじく》）に動《どう》くことができます。

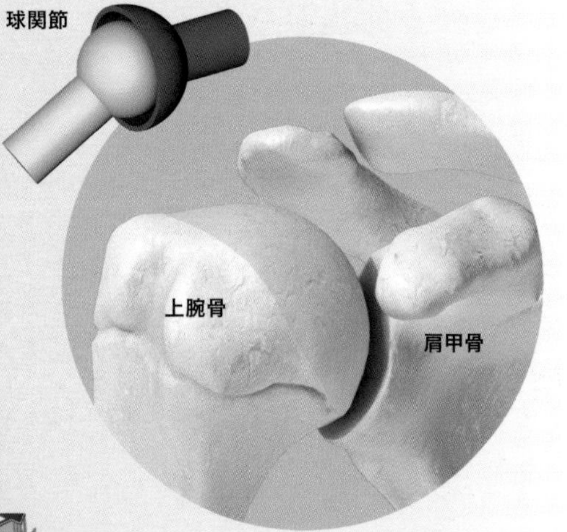

肩関節《けんかんせつ》の標準的《ひょうじゅんてき》な可動域《かどういき》

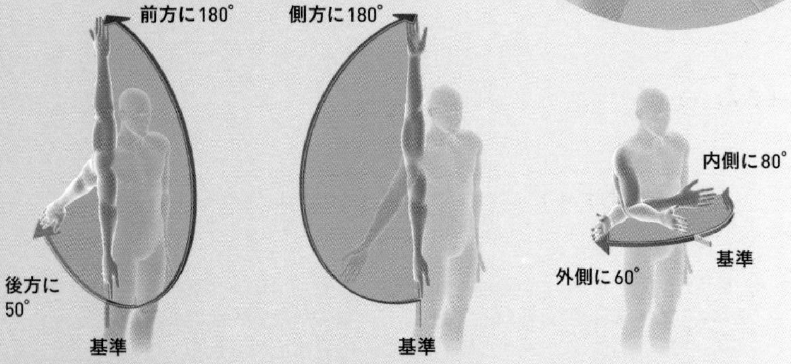

腕を真下に下ろした
姿勢を基準として

腕を真下に下ろした
姿勢を基準として

脇をしめ，ひじを90°
曲げた姿勢を基準として

骨《ほね》と骨《ほね》の連結《れんけつ》には，ぴったりつながって動《うご》かないものと，すき間《ま》をもつことで動《うご》くものがあります。**このうち，動《うご》くことができる骨《ほね》どうしの連結《れんけつ》を「関節《かんせつ》」といいます。人体《じんたい》には，およそ260個《こ》もの関節《かんせつ》があります。**

関節《かんせつ》にはさまざまな形状《けいじょう》があり，それによって動《うご》く方向《ほうこう》（自由度《じゆうど》）や角度《かくど》（可動域《かどういき》）が決《き》まっています。たとえば，肩関節《けんかんせつ》や股関節《こかんせつ》は「球関節《きゅうかんせつ》」とよばれ，複数《ふくすう》の方向《ほうこう》に動《うご》かすことができます（左下《ひだりした》の図《ず》）。一方《いっぽう》，ひざやひじの関節《かんせつ》は「蝶番関節《ちょうつがいかんせつ》」とよばれ，一方向《いちほうこう》にしか動《うご》かすことができせません（右下《みぎした》の図《ず》）。

関節《かんせつ》を動《うご》かす筋肉《きんにく》がかたくなると，本来《ほんらい》の可動域《かどういき》よりもせまい角度《かくど》でしか関節《かんせつ》を動《うご》かせなくなります。これが，「体《からだ》がかたい」という状態《じょうたい》です。体《からだ》がかたいと，本来使《ほんらいつか》うべき関節以《かんせつい》外《がい》の場所《ばしょ》に負担《ふたん》がかかってしまい，痛《いた》みや不調《ふちょう》がでやすくなります。

蝶番関節

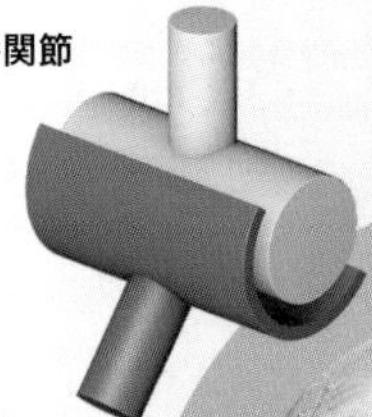

（斜めうしろ側から見た膝関節）

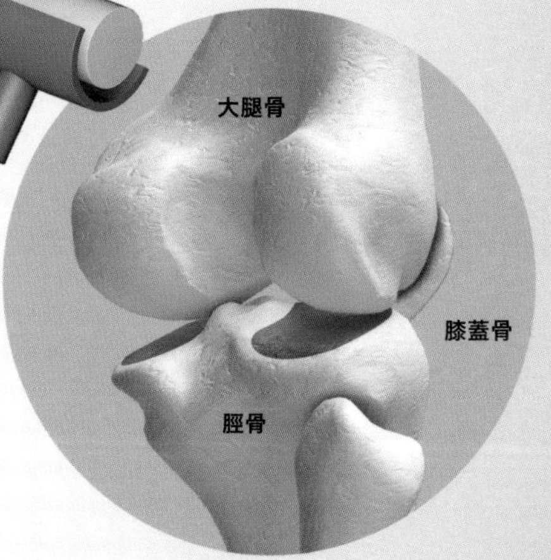

膝関節《しつかんせつ》（ひざの関節《かんせつ》）

大腿骨《だいたいこつ》の下端《かたん》にある円柱《えんちゅう》状《じょう》の凸部分《とつぶぶん》（水色《みずいろ》）と，脛《けい》骨《こつ》の上端《じょうたん》にある凹部分《おうぶぶん》（青《あお》色《いろ》）をつなぐ関節《かんせつ》。蝶番関《ちょうつがいかん》節《せつ》に分類《ぶんるい》され，一方向《いちほうこう》（軸《じく》）にしか動《うご》きません。

膝関節《しつかんせつ》の標準的《ひょうじゅんてき》な可動域《かどういき》

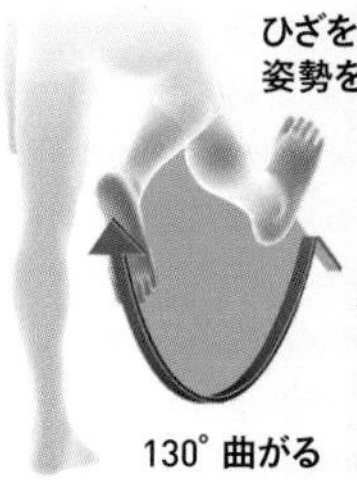

「体《からだ》がかたい」と痛《いた》みや不調《ふちょう》がでやすくなる

関節《かんせつ》を動《うご》かす筋肉《きんにく》がかたくなると，可動域《かどういき》がせまくなり，動作《どうさ》が制限《せいげん》されてしまいます。その結果《けっか》，本来使《ほんらいつか》うべき関節以外《かんせついがい》の場所《ばしょ》に負《ふ》担《たん》がかかってしまい，痛《いた》みや不調《ふちょう》がでやすくなります。

関節《かんせつ》の痛《いた》みはなぜおきるのか

炎症《えんしょう》がおきる原因《げんいん》はさまざま

どの関節《かんせつ》でも，それぞれの骨《ほね》が接触《せっしょく》してすり減《へ》ってしまわないよう，「軟骨《なんこつ》」というクッションで骨《ほね》がおおわれています。また，骨《ほね》どうしのすき間《ま》を満《み》たす「滑液《かつえき》※」が，潤滑《じゅんかつ》油《ゆ》の役割《やくわり》を果《は》たしています。

加齢《かれい》とともに軟骨《なんこつ》がすり減《へ》っていくと，関節《かんせつ》に炎症《えんしょう》がおきて痛《いた》みが生《しょう》じる関節症《かんせつしょう》になります。関節《かんせつ》の炎症《えんしょう》は，疲労《ひろう》，感染症《かんせんしょう》によって生《しょう》じる場合《ばあい》もあります。

重症《じゅうしょう》の関節症《かんせつしょう》では，軟骨《なんこつ》の成分《せいぶん》であるヒアルロン酸《さん》（およびその構成《こうせい》成分《せいぶん》であるグルコサミン）やコンドロイチンを患部《かんぶ》に注射《ちゅうしゃ》する治療《ちりょう》が行《おこな》われることがあります。これらの成《せい》分《ぶん》を含《ふく》んだサプリメントが売《う》られていますが，口《くち》から取《と》りこんでも，軟骨《なんこつ》が再生《さいせい》される保証《ほしょう》はありません。

右《みぎ》で，関節《かんせつ》でおきるトラブルをいくつか紹介《しょうかい》します。

※：「ヒアルロン酸」という多糖類を豊富に含む液体で，骨どうしの摩擦をやわらげます。

五十肩《ごじゅうかた》（肩関節周囲炎《けんかんせつしゅういえん》）

肩《かた》の関節包《かんせつほう》に炎症《えんしょう》がおき，はじめは動《うご》かすときに痛《いた》みを感《かん》じる程度《ていど》だったのが，徐々《じょじょ》に安静時《あんせいじ》や夜間《やかん》にも痛《いた》みがでるようになります。

関節《かんせつ》リウマチ

関節内《かんせつない》の滑膜《かつまく》という組織《そしき》が異常《いじょう》増殖《ぞうしょく》することによって炎症《えんしょう》を生《しょう》じます。

変形性膝関節症《へんけいせいしつかんせつしょう》

50〜60代《だい》で発症《はっしょう》することが多《おお》く，膝軟骨《しつなんこつ》がすり減《へ》ってしまうことによって関節内《かんせつない》に炎症《えんしょう》がおきて痛《いた》みが生《しょう》じます。

全身《ぜんしん》の主《おも》な関節《かんせつ》

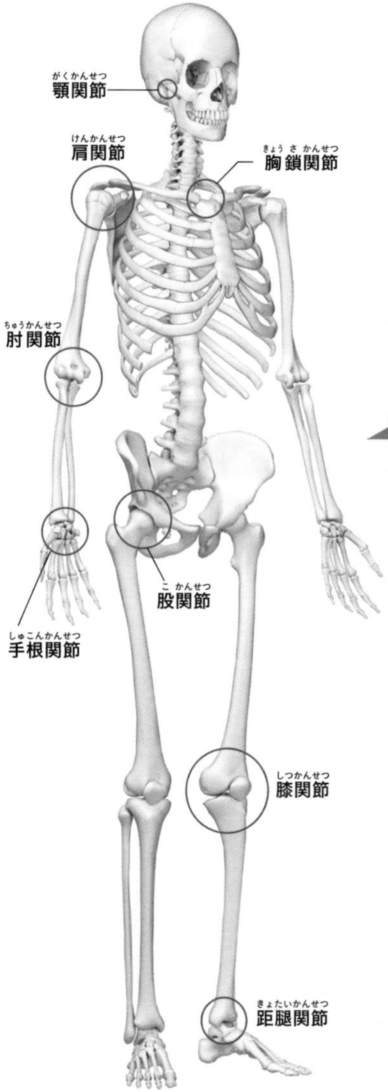

変形性股関節症《へんけいせいこかんせつしょう》

大腿骨《だいたいこつ》の受《う》け皿《ざら》のような部分《ぶぶん》（臼《きゅう》蓋《がい》）が小《ち》さすぎるなど不完全《ふかんぜん》なために，加齢《かれい》や体重《たいじゅう》の増加《ぞうか》によって股関節《こかんせつ》が変形《へんけい》し，炎症《えんしょう》がおきます。

股関節《こかんせつ》の断面《だんめん》

関節軟骨《かんせつなんこつ》
骨《ほね》の関節面《かんせつめん》をおおう軟骨《なんこつ》。弾力《だんりょく》があり，衝《しょう》撃《げき》を吸収《きゅうしゅう》します。

関節腔《かんせつくう》
滑膜《こつまく》がつくる滑液《かつえき》が入《はい》っています。

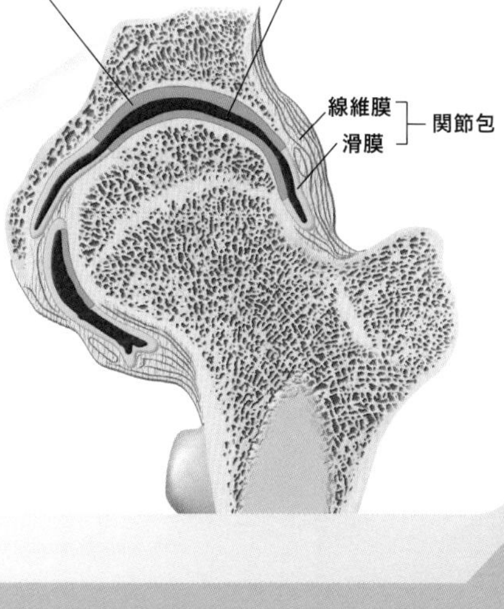

人体《じんたい》には，およそ200種類《しゅるい》の筋肉《きんにく》がある

全身《ぜんしん》の骨格筋《こっかくきん》の重量《じゅうりょう》は，体重《たいじゅう》の約《やく》40%

一《ひと》つ以上《いじょう》の関節《かんせつ》をまたいで骨《ほね》どうしを結《むす》ぶ筋肉《きんにく》を，「骨格筋《こっかくきん》」といいます。**骨格筋《こっかくきん》はおよそ200種類《しゅるい》あり，その総数《そうすう》は約《やく》400にものぼります。**私《わたし》たちの体重《たいじゅう》のおよそ40%を，この骨格筋《こっかくきん》が占《し》めます。

人体《じんたい》で最《もっと》も大《おお》きい筋肉《きんにく》は，太《ふと》ももの前側《まえがわ》の「大腿四頭筋《だいたいしとうきん》」です。立《た》ったり，歩《ある》いたりするときに重要《じゅうよう》なはたらきをにないます。

それぞれの筋肉《きんにく》には，運動神経《うんどうしんけい》が接続《せつぞく》しています。運動神経《うんどうしんけい》から筋肉《きんにく》に電気信号《でんきしんごう》が伝《つた》わると，筋肉《きんにく》はちぢみます。筋肉《きんにく》がちぢむとき，筋肉《きんにく》はエネルギーを消費《しょうひ》します。一方《いっぽう》，運動神経《うんどうしんけい》からの電気信号《でんきしんごう》がなくなると，筋肉《きんにく》はゆるみます。

筋肉《きんにく》の伸縮《しんしゅく》によって，関節《かんせつ》の角度《かくど》が変《か》わり，体《からだ》が動《うご》くわけです。手足《てあし》や首《くび》を動《うご》かすのも，体《からだ》をひねるのも，ほほえむのも，すべて筋肉《きんにく》のはたらきによるものです。

上腕三頭筋《じょうわんさんとうきん》

長橈側《ちょうとうそく》
手根伸筋《しゅこんしんきん》

総指伸筋《そうししんきん》

中殿筋《ちゅうでんきん》

大殿筋《だいでんきん》

顔《かお》は30種類《しゅるい》以上《いじょう》の筋肉《きんにく》がある

体《からだ》の筋肉《きんにく》は骨《ほね》と骨《ほね》をつないでいます。一方《いっぽう》，顔《かお》の筋肉《きんにく》（顔面表情筋《がんめんひょうじょうきん》）は骨《ほね》と皮膚《ひふ》につながっているため，細《こま》かな表情《ひょうじょう》をつくりだすことができます。

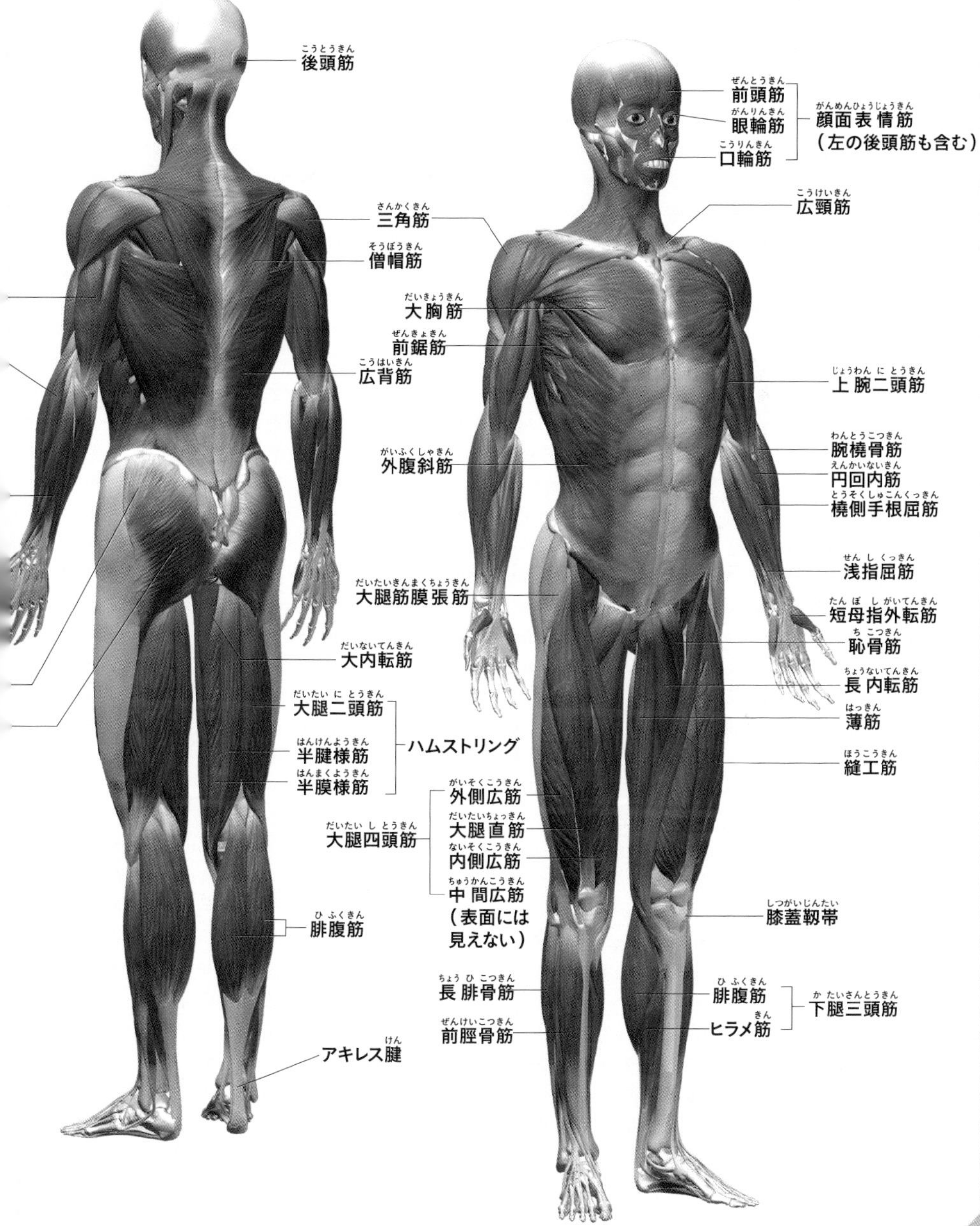
後頭筋《こうとうきん》
三角筋《さんかくきん》
僧帽筋《そうぼうきん》
広背筋《こうはいきん》
大内転筋《だいないてんきん》
大腿二頭筋《だいたいにとうきん》
半腱様筋《はんけんようきん》
半膜様筋《はんまくようきん》
ハムストリング
腓腹筋《ひふくきん》
アキレス腱《けん》
前頭筋《ぜんとうきん》
眼輪筋《がんりんきん》
口輪筋《こうりんきん》
顔面表情筋《がんめんひょうじょうきん》
（左の後頭筋も含む）
広頸筋《こうけいきん》
大胸筋《だいきょうきん》
前鋸筋《ぜんきょきん》
上腕二頭筋《じょうわんにとうきん》
腕橈骨筋《わんとうこつきん》
外腹斜筋《がいふくしゃきん》
円回内筋《えんかいないきん》
橈側手根屈筋《とうそくしゅこんくっきん》
浅指屈筋《せんしくっきん》
大腿筋膜張筋《だいたいきんまくちょうきん》
短母指外転筋《たんぼしがいてんきん》
恥骨筋《ちこつきん》
長内転筋《ちょうないてんきん》
薄筋《はっきん》
縫工筋《ほうこうきん》
大腿四頭筋《だいたいしとうきん》
外側広筋《がいそくこうきん》
大腿直筋《だいたいちょっきん》
内側広筋《ないそくこうきん》
中間広筋《ちゅうかんこうきん》
（表面には
見えない）
膝蓋靱帯《しつがいじんたい》
長腓骨筋《ちょうひこつきん》
前脛骨筋《ぜんけいこつきん》
腓腹筋《ひふくきん》
ヒラメ筋《きん》
下腿三頭筋《かたいさんとうきん》

“スマホ首《くび》”で首《くび》や肩《かた》への負《ふ》担《たん》が5倍《ばい》に！

頭《あたま》を前《まえ》に傾《かたむ》けることで負荷《ふか》が一気《いっき》に増大《ぞうだい》

人《にん》間《げん》の頭《あたま》は, 成人《せいじん》で5～6キログラムほどです。これは, ボウリングの球《たま》と同《おな》じくらいの重《おも》さです。

頭《あたま》が体《からだ》の真上《まうえ》にのっていれば, 頭《あたま》の重《おも》さは体全体《からだぜんたい》でバランスよく支《ささ》えられます。**ところが, スマートフォン（以下《いか》, スマホ）などを見《み》ようとして頭《あたま》を前《まえ》に傾《かたむ》ける, いわゆる“スマホ首《くび》”の姿勢《しせい》になると, 首《くび》や肩《かた》にかかる負荷《ふか》は一気《いっき》に増大《ぞうだい》します。**

アメリカの脊椎専門医《せきついせんもんい》ケネス・ハンスラージ氏《し》の研究《けんきゅう》によれば, 頭《あたま》を前《まえ》に15°傾《かたむ》けると頸椎《けいつい》にかかる負荷《ふか》は約《やく》12キログラムになり, 60°傾《かたむ》けると負荷《ふか》は約《やく》27キログラム（頭《あたま》の重《おも》さの約《やく》5倍《ばい》）にまでふえてしまうといいます。その結果《けっか》, 首《くび》のうしろや肩《かた》にある僧帽筋《そうぼうきん》などに大《おお》きな負荷《ふか》がかかってしまい, 肩《かた》こりや首《くび》の痛《いた》みの原因《げんいん》になります。

スマホを見《み》るときには, スマホを目線《めせん》の高《たか》さまで持《も》ち上《あ》げて, 頭《あたま》が体《からだ》の真上《まうえ》にのる姿勢《しせい》を保《たも》つように心《こころ》がけましょう。

頭《あたま》が体《からだ》の真上《まうえ》にある姿勢《しせい》

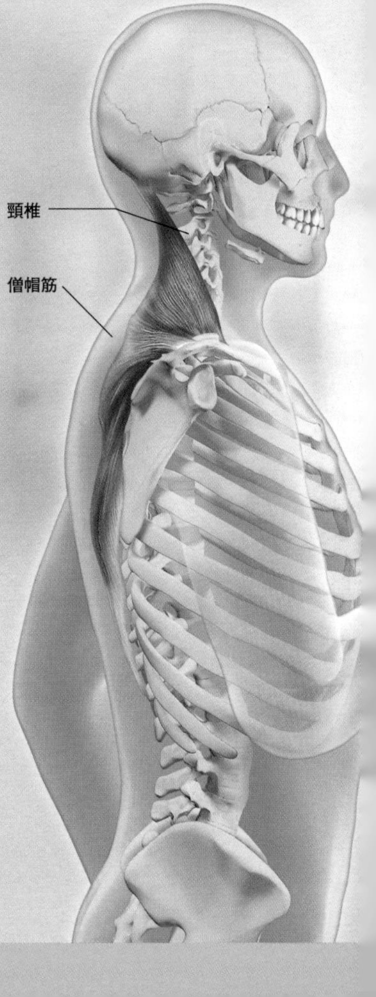

“スマホ首《くび》”は肩《かた》こりのもと

頭《あたま》を前《まえ》に傾《かたむ》ける“スマホ首《くび》”は，頸椎《けいつい》や僧帽筋《そうぼうきん》に大《おお》きな負荷《ふか》をかけ，肩《かた》こりや首《くび》の痛《いた》みの原因《げんいん》になります。

頭《あたま》を前《まえ》に60°傾《かたむ》けた姿勢《しせい》

頸椎への負荷は頭の重さの5倍におよび，僧帽筋などに大きな負担がかかります。

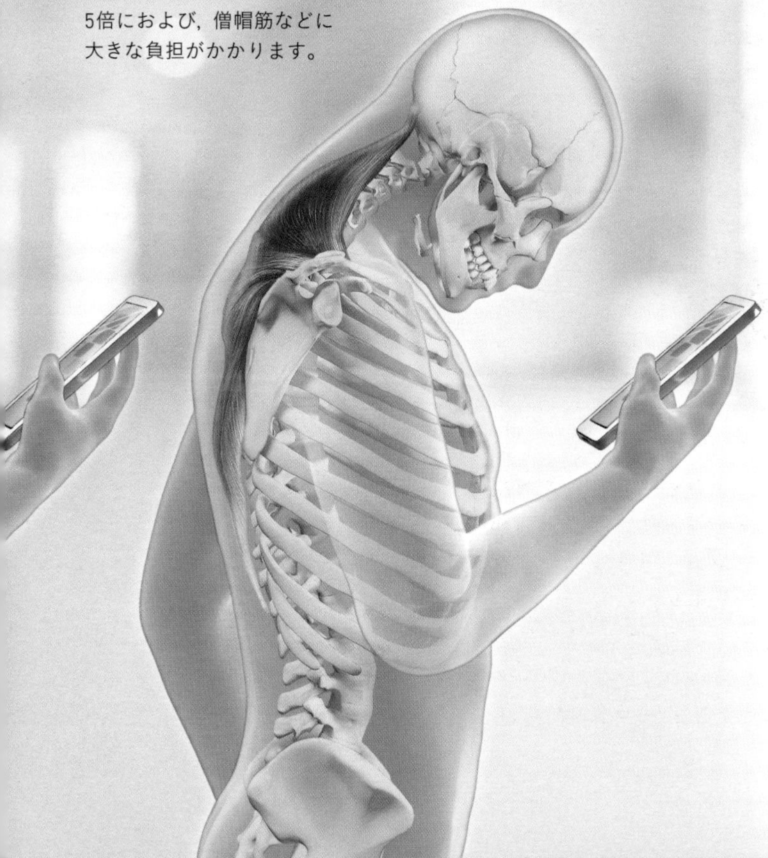

ストレートネックを予防《よぼう》するストレッチ

毎日《まいにち》の習慣《しゅうかん》に加《くわ》えよう

頚《けい》椎《つい》は本来《ほんらい》，頭《あたま》が体《からだ》の真上《まうえ》にのるように，ゆるやかにカーブしています。**ところが，頭《あたま》を前《まえ》に傾《かたむ》ける時間《じかん》が長《なが》いと，頚椎《けいつい》のカーブが失《うしな》われる「ストレートネック」になりやすくなります。**

ストレートネックになると，首《くび》の痛《いた》みや肩《かた》こり，頭痛《ずつう》，手《て》や腕《うで》の痛《いた》みやしびれなどの症状《しょうじょう》があらわれます。また，将来的《しょうらいてき》には歯《は》のかみ合《あ》わせの悪化《あっか》や，食《た》べ物《もの》があやまって気管《きかん》に入《はい》ってしまう「誤嚥《ごえん》」をおこしやすくなるおそれがあります。

ストレートネックを防《ふせ》ぐには，頭《あたま》を前《まえ》に傾《かたむ》ける姿勢《しせい》をとらないようにすることが重要《じゅうよう》です。**どうしても頭《あたま》を前《まえ》に傾《かたむ》ける姿勢《しせい》がつづいたときには，右《みぎ》に示《しめ》したストレッチで，首《くび》や肩《かた》の筋肉《きんにく》の緊張《きんちょう》をほぐすようにしましょう。**

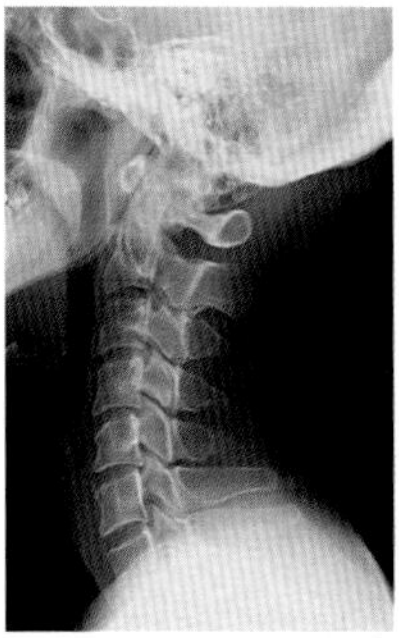

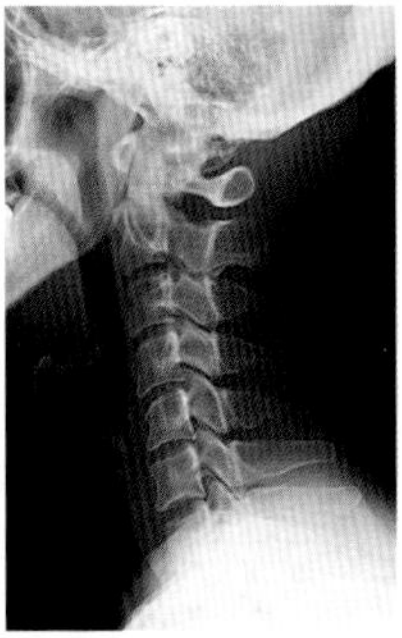

ストレートネックに要注意《ようちゅうい》

左上《ひだりうえ》は比較的《ひかくてき》正常《せいじょう》なカーブをもつ頚椎《けいつい》です。右上《みぎうえ》は，頚椎《けいつい》のカーブが失《うしな》われてまっすぐになった「ストレートネック」です。

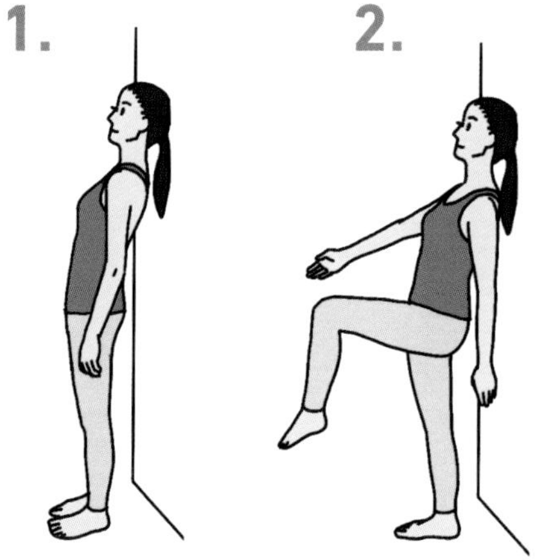

ストレートネックを予防《よぼう》するストレッチの例《れい》

1. 後頭部《こうとうぶ》を壁《かべ》につけたまま一歩前《いっぽまえ》に出《で》て，背中《せなか》を壁《かべ》からはなします。体《からだ》をまっすぐに保《たも》ちながら10秒《びょう》キープします。

2. 後頭部《こうとうぶ》で体《からだ》を支《ささ》え，頭《あたま》の位置《いち》を動《うご》かさずに，手《て》を振《ふ》りながら20回《かい》足踏《あしぶ》みします。

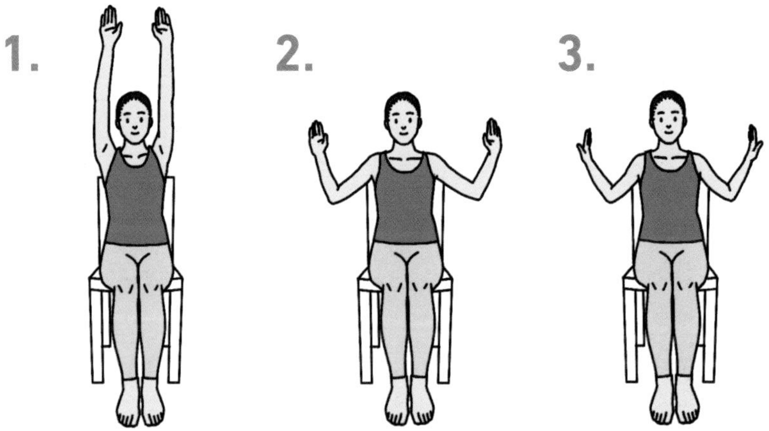

肩《かた》こりを予防《よぼう》するストレッチの例《れい》

1. 椅子《いす》に座《すわ》り，両腕《りょううで》を上《あ》げて，手《て》のひらを前《まえ》に向《む》けます。

2. ひじを曲《ま》げて，腕《うで》を下《お》ろします。

3. 手《て》のひらを外側《そとがわ》に向《む》けます。このとき，左右《さゆう》の肩甲骨《けんこうこつ》を中央《ちゅうおう》に寄《よ》せることを意識《いしき》するとよいでしょう。**1**〜**3**を10回《かい》くりかえしましょう。

整形外科医でスポーツドクターの中村格子博士がすすめるストレッチです。

Column

コーヒーブレーク

スマホにまつわる体《からだ》のトラブル

スマホの長時間利用《ちょうじかんりよう》によって生《しょう》じる肩《かた》こり，首《くび》の痛《いた》み，腱鞘炎《けんしょうえん》，眼精疲労《がんせいひろう》，視力低下《しりょくていか》，ドライアイなどがふえています。**こうした症状《しょうじょう》を総称《そうしょう》して，「スマートフォン症候群《しょうこうぐん》」とよびます。**

頭《あたま》を前《まえ》に傾《かたむ》ける“スマホ首《くび》”は，首《くび》や肩《かた》の筋肉《きんにく》に多大《ただい》な負荷《ふか》をか

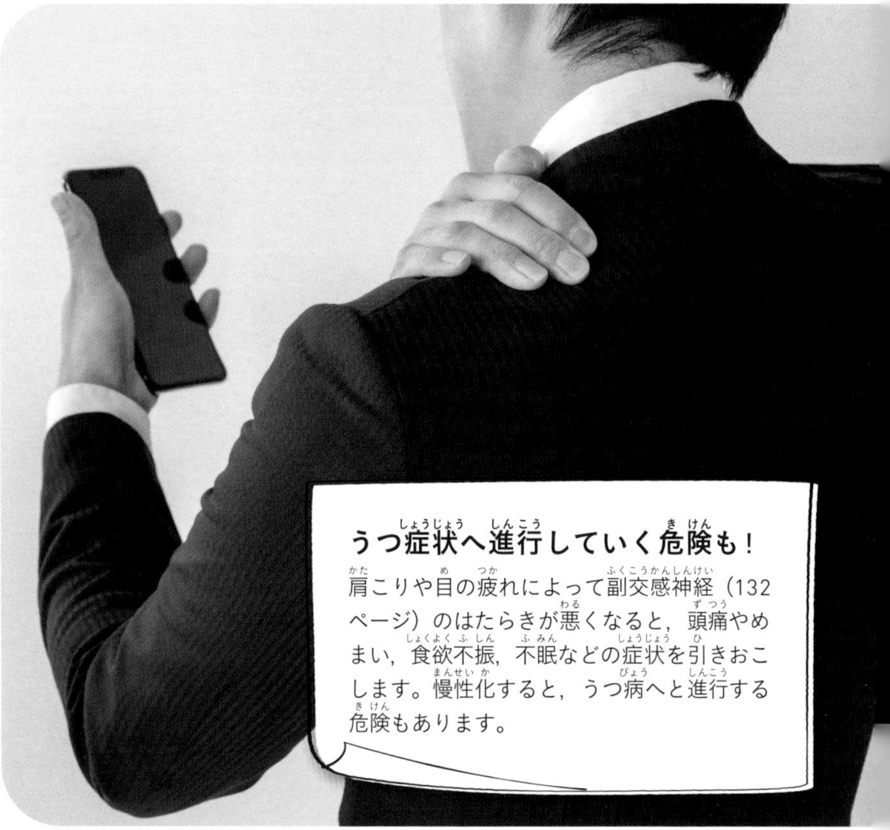

うつ症状《しょうじょう》へ進行《しんこう》していく危険《きけん》も！

肩《かた》こりや目《め》の疲《つか》れによって副交感神経《ふくこうかんしんけい》（132ページ）のはたらきが悪《わる》くなると，頭痛《ずつう》やめまい，食欲不振《しょくよくふしん》，不眠《ふみん》などの症状《しょうじょう》を引《ひ》きおこします。慢性化《まんせいか》すると，うつ病《びょう》へと進行《しんこう》する危険《きけん》もあります。

け，肩《かた》こりや首《くび》の痛《いた》みの原因《げんいん》になります（20ページ）。スマホ操作《そうさ》で親指《おやゆび》を酷使《こくし》すると，親指側《おやゆびがわ》の手首《てくび》に炎症《えんしょう》がおこる「ドケルバン病《びょう》（狭窄性腱鞘炎《きょうさくせいけんしょうえん》）」につながります。同《おな》じ格好《かっこう》でスマホを操作《そうさ》しつづけると，テニス肘《ひじ》やゴルフ肘《ひじ》と似《に》たような「スマホ肘《ひじ》」という神経障《しんけいしょう》害《がい》がおこることもあります。

眼精疲労《がんせいひろう》は，目《め》を休《やす》めても目《め》の疲《つか》れが取《と》れず，充血《じゅうけつ》したりかすみ目《め》がつづいたりします。眼精疲労《がんせいひろう》もドライアイも，スマホの画面《がめん》を見《み》るときに，まばたきの回数《かいすう》が減《へ》ることが原因《げんいん》といわれます。くわしくは2章《しょう》で説明《せつめい》します。

ドケルバン病《びょう》（狭窄性腱鞘炎《きょうさくせいけんしょうえん》）

手首《てくび》の親指側《おやゆびがわ》にある2本《ほん》の腱《けん》と，その腱《けん》がとおる腱鞘《けんしょう》が炎症《えんしょう》します。

親指《おやゆび》を中《なか》に入《い》れて握《にぎ》りこぶしをつくって小指側《こゆびがわ》に曲《ま》げたとき，手首《てくび》に強《つよ》い痛《いた》みがあればドケルバン病《びょう》が疑《うたが》われます。

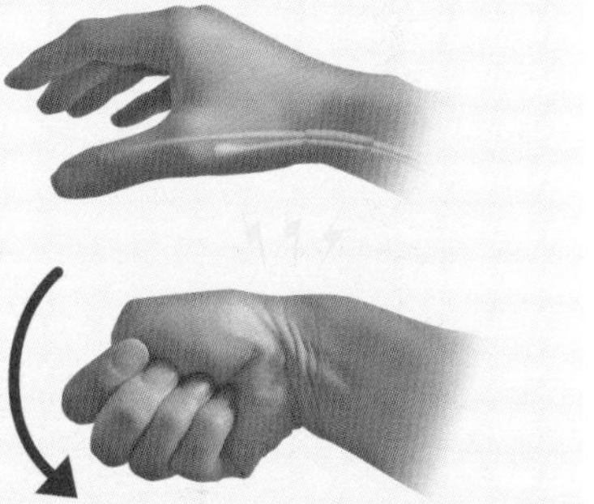

スマホ肘《ひじ》

同《おな》じ格好《かっこう》でスマホを操作《そうさ》しつづけることで，肘《ひじ》の外側《そとがわ》に痛《いた》みが出《で》ます。上腕骨外側上顆炎《じょうわんこつがいそくじょうかえん》という疾患《しっかん》です。

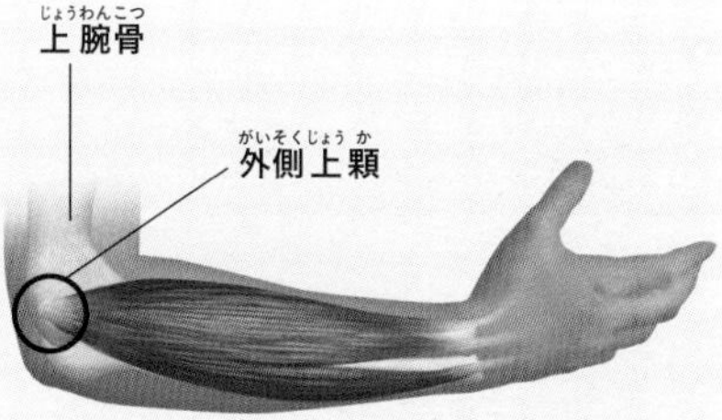

おとろえやすい 足腰《あしこし》の筋肉《きんにく》

加齢《かれい》などにともなって 弱《よわ》まりやすい筋肉《きんにく》は?

加《か》齢《れい》などにともなって，足腰《あしこし》が弱《よわ》くなる人《ひと》は少《すく》なくありません。足腰《あしこし》がおとろえて歩《ある》くことが減《へ》ると足腰《あしこし》はさらに弱《よわ》まり，日常生活《にちじょうせいかつ》に支障《ししょう》をきたすようになります。こうした悪循環《あくじゅんかん》をさけるために，足腰《あしこし》の筋肉《きんにく》をきたえることが大切《たいせつ》です。

中《なか》でも「大殿筋《だいでんきん》」「腸腰筋《ちょうようきん》」「大腿四頭筋《だいたいしとうきん》」「腓腹筋《ひふくきん》」は，とくにおとろえやすい筋肉《きんにく》といわれています。大殿筋《だいでんきん》がおとろえると，歩行《ほこう》や階段《かいだん》の上《のぼ》り下《お》りが困難《こんなん》になります。腸腰筋《ちょうようきん》は，腰椎《ようつい》および骨盤《こつばん》（腸骨《ちょうこつ》）と大腿骨《だいたいこつ》を結《むす》ぶ内側《うちがわ》の筋肉《きんにく》です。おとろえると歩《ある》くスピードが遅《おそ》くなり，つまづきやすくなります。大腿四頭筋《だいたいしとうきん》がおとろえると，立《た》つ，歩《ある》くなどの基本的《きほんてき》な動作《どうさ》がむずかしくなります。腓腹筋《ひふくきん》がおとろえると，足首《あしくび》のスナップ力《りょく》が弱《よわ》くなり，すいすい歩《ある》けなくなります。

これらの筋肉《きんにく》をきたえるトレーニングを，次《つぎ》のページで紹介《しょうかい》します。

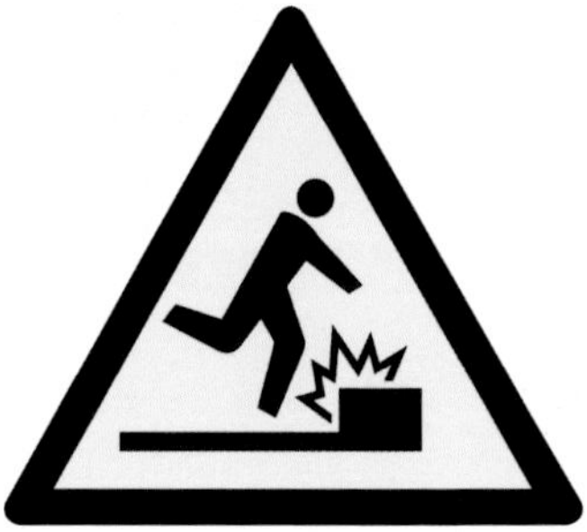

足腰《あしこし》の筋肉《きんにく》がおとろえると，日常生活《にちじょうせいかつ》に支障《ししょう》をきたします。

参考文献：日経トレンディ2019年7月号「筋肉貯金のための食事＆筋トレ最短ルート」

おとろえやすい，足腰《あしこし》の４種類《しゅるい》の筋肉《きんにく》

前側　　　　うしろ側

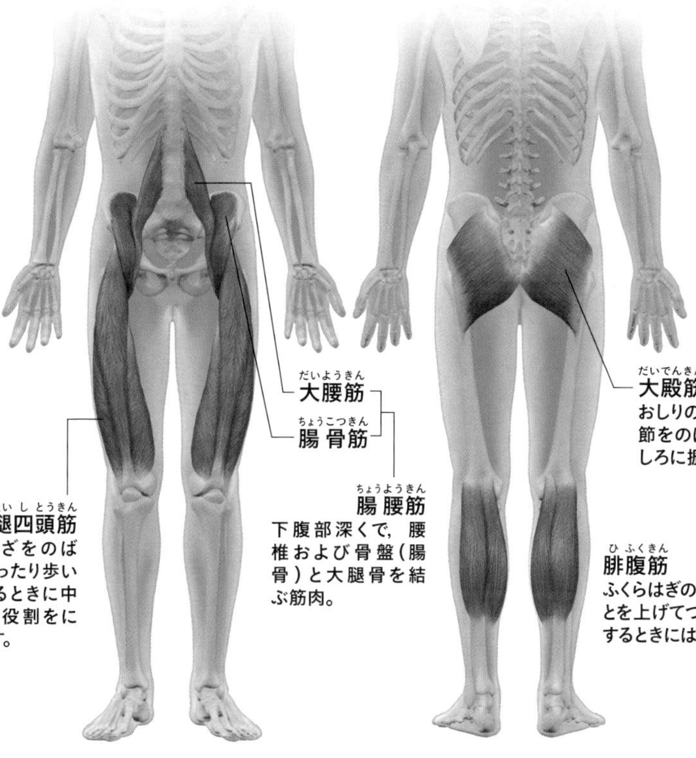

足腰《あしこし》の筋肉《きんにく》は おとろえやすい

大殿筋《だいでんきん》，腸腰筋《ちょうようきん》，大腿四頭筋《だいたいしとうきん》，腓腹筋《ひふくきん》は，立《た》つ・歩《ある》くといった基本動作《きほんどうさ》に必要《ひつよう》な筋肉《きんにく》です。これらの筋肉《きんにく》がおとろえると，日常生活《にちじょうせいかつ》に支障《ししょう》をきたします。

筋《きん》トレで足腰《あしこし》の筋肉《きんにく》を“貯筋《ちょきん》”

道具《どうぐ》がなくても手軽《てがる》にできるトレーニング法《ほう》

加《か》齢《れい》などで足腰《あしこし》が弱《よわ》まると，歩《ある》くことがおっくうになり，ますます足腰《あしこし》がおとろえる，という悪《あく》循環《じゅんかん》におちいりがちです。そうならないためには，前《ぜん》ページであげた大《だい》殿筋《でんきん》，腸腰筋《ちょうようきん》，大腿四頭筋《だいたいしとうきん》，腓腹筋《ひふくきん》をきたえることが大切《たいせつ》です。

ウォーキングやラジオ体操程度《たいそうていど》の軽《かる》い運動《うんどう》では，これらの筋肉《きんにく》のおとろえを防《ふせ》ぐには不十分《ふじゅうぶん》です。**筋肉《きんにく》をきたえておとろえを防《ふせ》ぐには，日常《にちじょう》生活《せいかつ》では得《え》られない強《つよ》さの負荷《ふか》をあたえる必要《ひつよう》があります。**

ここでは，自分《じぶん》の体重《たいじゅう》を用《もち》いた簡《かん》単《たん》な筋《きん》トレ法《ほう》を紹介《しょうかい》します。ていねいに大《おお》きな動作《どうさ》で行《おこな》えば，バーベルなどを使《つか》わなくても十分《じゅうぶん》な効果《こうか》が得《え》られます。道具《どうぐ》がいらないので，自《じ》宅《たく》で無理《むり》なく手軽《てがる》に行《おこな》えます。

日《ひ》ごろからこれらの筋《きん》トレを行《おこな》い，足腰《あしこし》の筋肉《きんにく》を“貯筋《ちょきん》”しておきましょう。

大腿四頭筋《だいたいしとうきん》・大殿筋《だいでんきん》をきたえる「スクワット」

1. 腕《うで》を前《まえ》で組《く》み，足《あし》を肩幅程度《かたはばていど》に開《ひら》き，つま先《さき》をやや開《ひら》いて立《た》ちます。

2. 椅子《いす》に座《すわ》るように上半身《じょうはんしん》を前《ぜん》傾《けい》させながら，太《ふと》ももと床《ゆか》が平《へい》行《こう》になるよりも深《ふか》くおしりを下《お》ろします。15回程度《かいていど》をめやすに行《おこな》います。机《つくえ》などに手《て》をついて補助《ほじょ》すると負荷《ふか》が下《さ》がり，立《た》ち上《あ》がりきらずに動作《どうさ》をくりかえすと負荷《ふか》が上《あ》がります。

1.

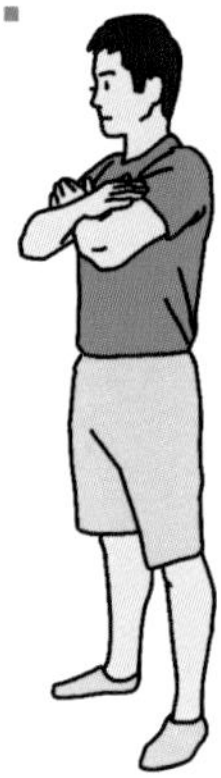

2.

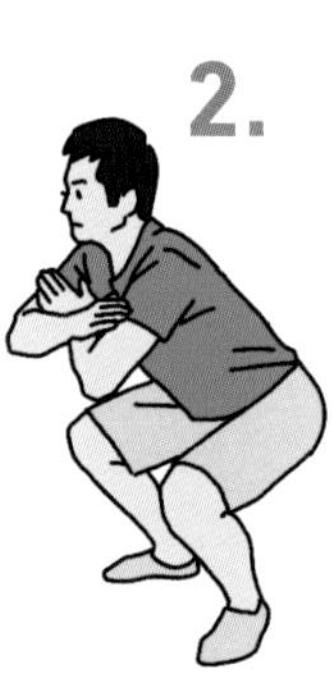

太《ふと》もも・おしり・腸腰筋《ちょうようきん》をきたえる「ランジ」

1. 右足《みぎあし》を前《まえ》にだし，上半《じょうはん》身《しん》をやや前傾《ぜんけい》させます。
2. 前《まえ》にだした足《あし》のひざが突《つ》き出《で》ないようにして，上《じょう》体《たい》を前傾《ぜんけい》しながら腰《こし》を落《お》とし，左《ひだり》ひざが床《ゆか》に触《ふ》れるまで深《ふか》くしゃがんで立《た》ちます。左右《さゆう》10回程度《かいていど》がめやすになります。きつい場合《ばあい》は机《つくえ》などに手《て》を置《お》いて行《おこな》いましょう。

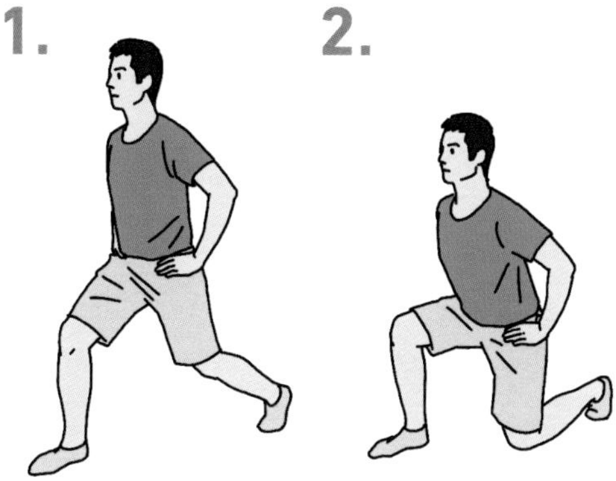

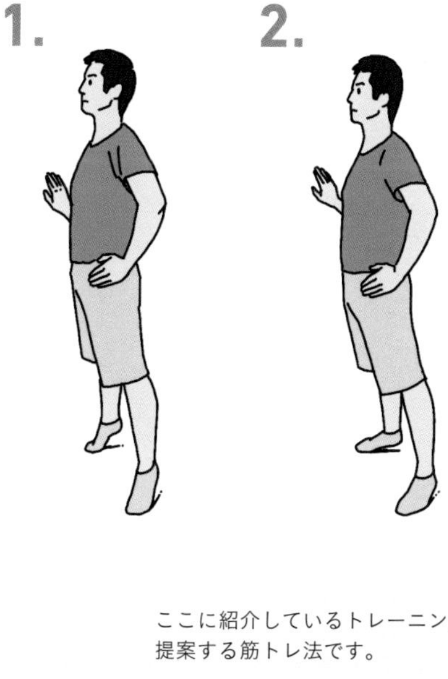

ふくらはぎの腓腹筋《ひふくきん》をきたえる「カーフレイズ」

1. 手《て》を壁《かべ》に添《そ》えてつま先立《さきだ》ちをします。このとき，足《あし》の親指側《おやゆびがわ》に体《たい》重《じゅう》をのせることを意識《いしき》します。
2. 床《ゆか》につく直前《ちょくぜん》までかかとを下《お》ろして，ふたたび高《たか》く背《せ》のびをします。15回程度《かいていど》をめやすにくりかえします。階段《かいだん》や段差《だんさ》を利用《りよう》して，かかとを床《ゆか》より下《した》まで下《さ》げると，負荷《ふか》を高《たか》めることができます。

ここに紹介しているトレーニングは，近畿大学准教授の谷本道哉博士（筋生理学）が提案する筋トレ法です。

腰《こし》への負担《ふたん》が少《すく》ない座《すわ》り方《かた》

背筋《せすじ》をのばしながら股関節《こかんせつ》を110°に保《たも》つ

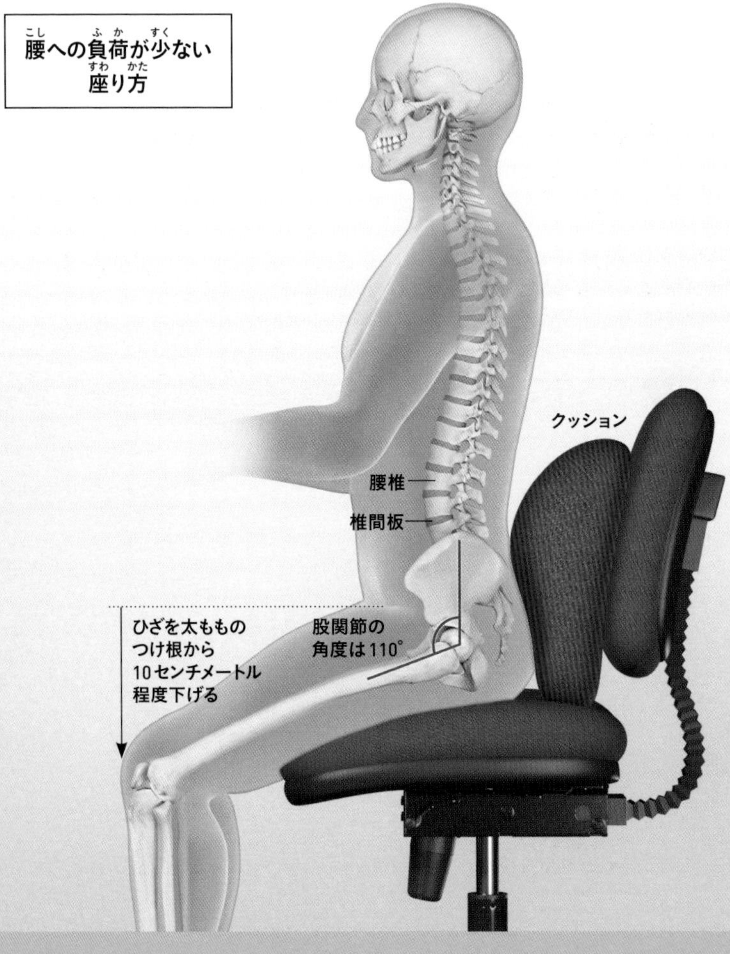

デスクワーク中心《ちゅうしん》の人《ひと》や受験生《じゅけんせい》は，1日《にち》のほとんどの時間《じかん》を椅《い》子《す》に座《すわ》ってすごしています。**実《じつ》は，立《た》っているときよりも，座《すわ》っているときのほうが，腰《こし》にあたえる負荷《ふか》が大《おお》きいことがわかっています。**

股関節《こかんせつ》の角度《かくど》を90°にする行儀《ぎょうぎ》のよい座《すわ》り方《かた》ではなく，背《せ》もたれをうしろに倒《たお》して股関節《こかんせつ》の角度《かくど》を135°程《てい》度《ど》に大《おお》きくすれば，腰《こし》への負荷《ふか》は小《ち》さくできることを示《しめ》す研究成果《けんきゅうせいか》もあります。しかし，ふんぞり返《かえ》るような座《すわ》り方《かた》は，現実《げんじつ》のデスクワークには向《む》きません。

そこで推奨《すいしょう》されるのが，背筋《せすじ》をのばしながら股関節《こかんせつ》を110°に保《たも》つ座《すわ》り方《かた》です（左下《ひだりした》の図《ず》）。座面《ざめん》を少《すこ》し高《たか》めにして，ひざを太《ふと》もものつけ根《ね》から10 センチメートル程度《ていど》下《さ》げるようにすると，股関節《こかんせつ》の角度《かくど》が110°程《てい》度《ど》に保《たも》たれます。背中《せなか》が背《せ》もたれからはなれてしまう場合《ばあい》には，間《あいだ》にクッションなどをはさみます。

疲《つか》れにくい歩《ある》き方《かた》は?

首《くび》をまっすぐにのばして左右《さゆう》の骨盤《こつばん》の高《たか》さを水平《すいへい》に保《たも》ち，体《からだ》の軸《じく》を中心《ちゅうしん》にキープします。足《あし》の振《ふ》り幅《はば》を前後《ぜんご》とも同《おな》じになるよう心《こころ》がけましょう。

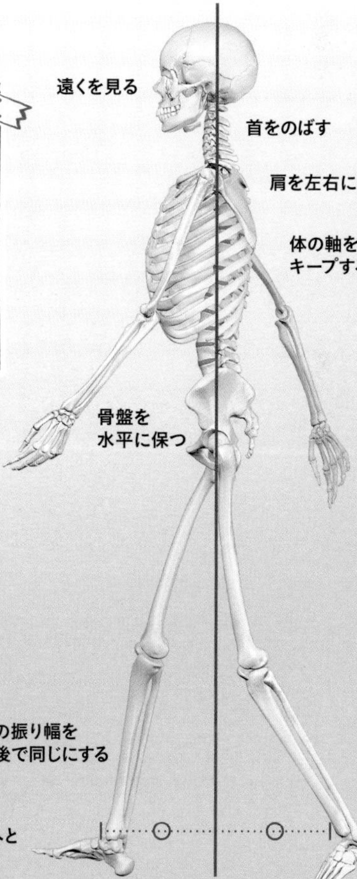

『座《すわ》りっぱなし』は死亡《しぼう》リスクを上《あ》げる

血流《けつりゅう》や脂質代謝《ししつたいしゃ》が低下《ていか》する

日《に》本《ほん》は，座《すわ》っている時間《じかん》がとくに長《なが》い国《くに》だといいます。シドニー大学《だいがく》などが世界《せかい》20か国《こく》に対《たい》して行《おこな》った調査《ちょうさ》によると，日《に》本人《ほんじん》は20か国《こく》のうち平日《へいじつ》1日《にち》あたりの座位時間《ざいじかん》(中央値《ちゅうおうち》：データを大《おお》きさ順《じゅん》に並《なら》べたときに，真《ま》ん中《なか》の順位《じゅんい》の人《ひと》の値《あたい》)が420分《ふん》(7時《じ》間《かん》)と，サウジアラビアと並《なら》んで最《もっと》も長《なが》いことがわかりました。これは最《もっと》も短《みじか》いポルトガル(150分《ふん》)の約《やく》3倍《ばい》です[※1]。

「座《すわ》りっぱなしの何《なに》が悪《わる》いの？」と思《おも》った人《ひと》もいるでしょう。**実《じつ》は，座《すわ》りすぎの人《ひと》は死亡《しぼう》リスクが高《たか》くなるというデータがあるのです**。たとえば22万人以上《まんにんいじょう》を対象《たいしょう》にしたオーストラリアの調査《ちょうさ》によると，1日《にち》の座位時間《ざいじかん》が4時間未満《じかんみまん》の人《ひと》にくらべて，8時間以上《じかんいじょう》の人《ひと》は死亡率《しぼうりつ》が1.15倍《ばい》，11時間以上《じかんいじょう》の人《ひと》は1.4倍《ばい》に達《たっ》することがわかっています[※2]。また，1日《にち》3時間以上《じかんいじょう》(テレビを見《み》ながら)座《すわ》っている人《ひと》は，それ以下《いか》の人《ひと》よりも8年後《ねんご》の死亡《しぼう》リスクが2倍以上《ばいいじょう》になるというアメリカの報告《ほうこく》もあります[※3]。

座《すわ》りっぱなしだと，血流《けつりゅう》や血中《けっちゅう》の脂質代謝《ししつたいしゃ》などが低下《ていか》してしまいます。すると，血中《けっちゅう》コレステロールの増加《ぞうか》や動脈硬化《どうみゃくこうか》の進行《しんこう》，血糖《けっとう》値《ち》を下《さ》げる「インスリン」のききめの低下《ていか》などがおき，肥満《ひまん》，高血《こうけつ》圧《あつ》，糖尿病《とうにょうびょう》，心臓疾患《しんぞうしっかん》といった生《せい》活習慣病《かつしゅうかんびょう》のリスクが高《たか》まってしまうのです。

デスクワーク中心《ちゅうしん》という人《ひと》は，1時間《じかん》に一度《いちど》は立《た》ち上《あ》がってデスクからはなれるようにしましょう。このとき，28ページで紹介《しょうかい》した筋《きん》トレを行《おこな》うと，より効果的《こうかてき》です。

※1：Am J Prev Med. 2011 Aug;41(2):228-35. doi: 10.1016/j.amepre.2011.05.003.
※2：Arch Intern Med. 2012;172(6);494-500
※3：The SUN Cohort, Volume: 3, Issue: 3, doi: 10.1161/JAHA.114.000864

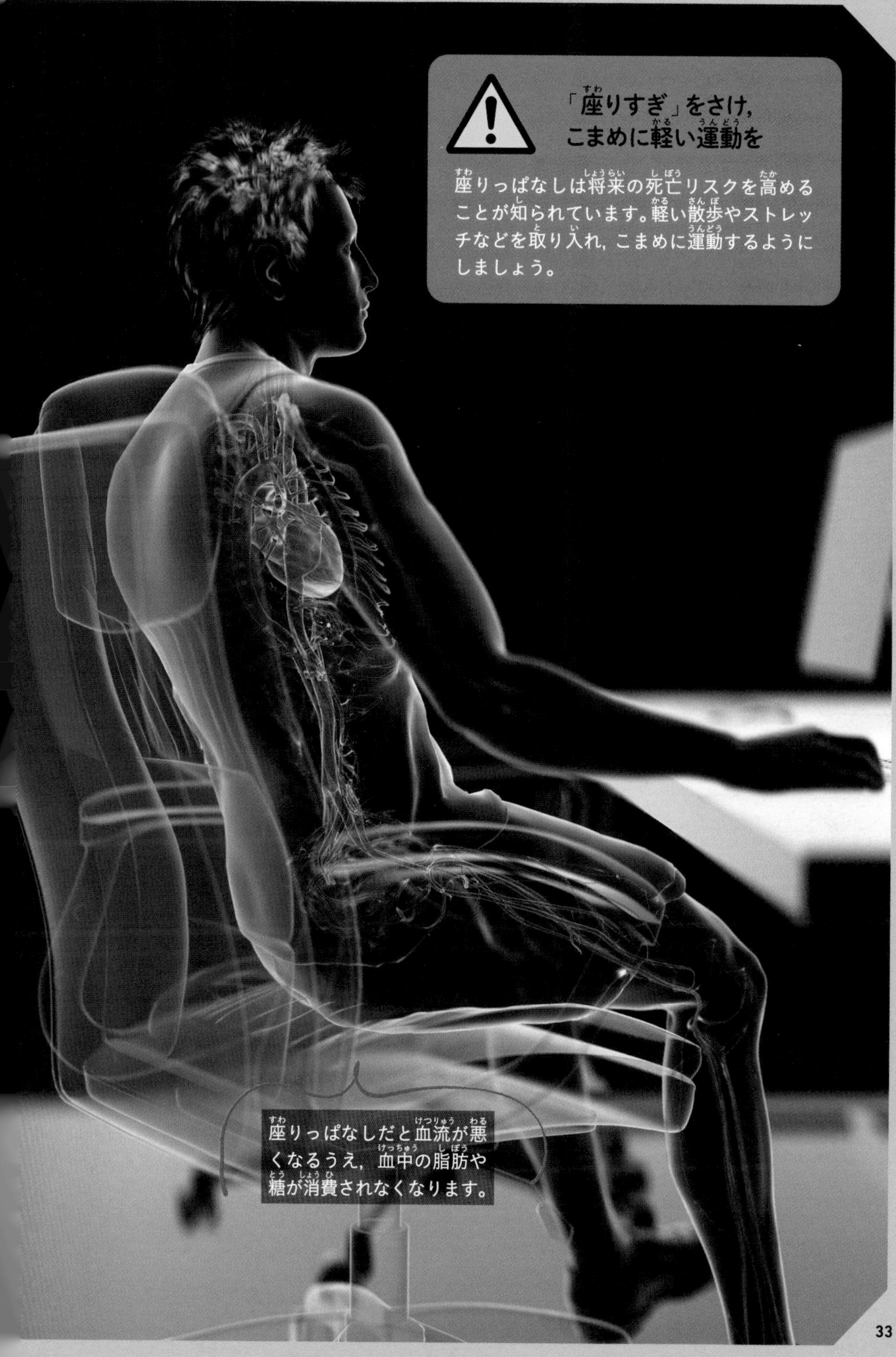

「座《すわ》りすぎ」をさけ，こまめに軽《かる》い運動《うんどう》を

座《すわ》りっぱなしは将来《しょうらい》の死亡《しぼう》リスクを高《たか》めることが知《し》られています。軽《かる》い散歩《さんぽ》やストレッチなどを取《と》り入《い》れ，こまめに運動《うんどう》するようにしましょう。

寝《ね》るときの理《り》想《そう》の姿《し》勢《せい》とは？

自《し》然《ぜん》に立《た》っている状《じょう》態《たい》をそのまま横《よこ》にする

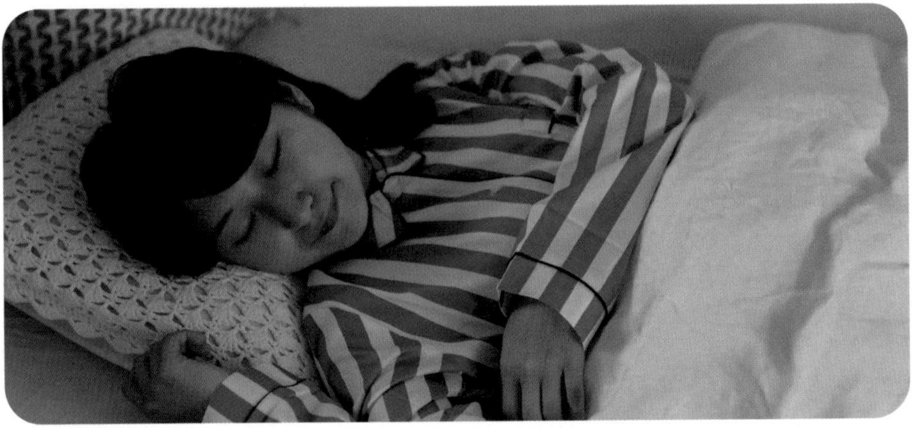

腰《よう》椎《つい》にかかる負《ふ》荷《か》

腰《よう》椎《つい》のすき間《ま》にある椎《つい》間《かん》板《ばん》にかかる圧《あつ》力《りょく》を，直《ちょく》立《りつ》姿《し》勢《せい》を100としたときの相《そう》対《たい》値《ち》であらわしています。スウェーデンの整《せい》形《けい》外《げ》科《か》医《い》アレフ・ナッケムソン（1931〜2006）の研《けん》究《きゅう》によるものです。

グラフ出典：Nachemson, A. L.: The lumbar spine, an orthopaedic challenge. *Spine* 1:59, 1976

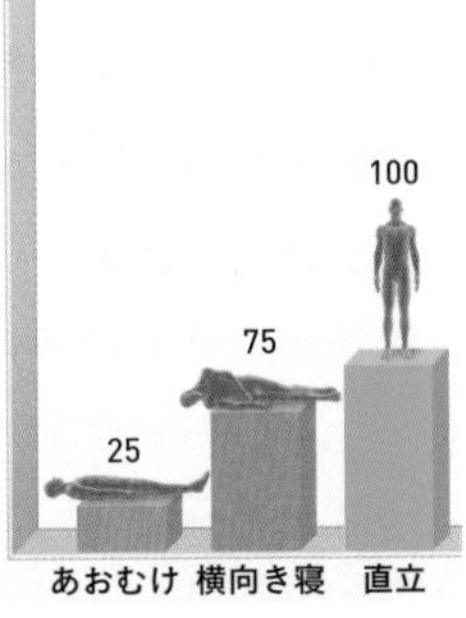

睡眠《すいみん》は，健康的《けんこうてき》な生活《せいかつ》を送《おく》るうえでとても大切《たいせつ》です。しかし，寝《ね》るときの姿勢《しせい》によっては，体《からだ》に悪《あく》影響《えいきょう》を及《およ》ぼすこともあるそうです。

人《ひと》は立《た》っているとき，背骨《せぼね》がなだらかなS字状《じじょう》にカーブしています。これは，二足歩行《にそくほこう》をらくにするためです。

寝《ね》るときは，自然《しぜん》に立《た》っている状《じょう》態《たい》を，そのまま横《よこ》にした姿《すがた》が体《からだ》への負担《ふたん》が少《すく》なく，理想的《りそうてき》だといわれています。しかし，寝具《しんぐ》がやわらかすぎると，体《からだ》の中《なか》でいちばん重《おも》い腰《こし》とおしりの部分《ぶぶん》が沈《しず》んでしまって，背《せ》骨《ぼね》がS字《じ》カーブになりません。また，かたすぎても背骨《せぼね》が不自然《ふしぜん》に曲《ま》がってしまいます。

背骨《せぼね》にとって最《もっと》もいい姿勢《しせい》は，あおむけといわれています。腰椎《ようつい》への負担《ふたん》だけでみると，直立姿勢《ちょくりつしせい》の椎間《ついかん》板《ばん》にかかる圧力《あつりょく》を100としたとき，あおむけに寝《ね》た場合《ばあい》は25だという研究《けんきゅう》もあります（左下《ひだりした》のグラフ）。

ただし，あおむけは，いびきがひどくなったり，睡眠時無呼吸《すいみんじむこきゅう》を招《まね》くリスクも大《おお》きくなったりします。いびきに悩《なや》んでいる人《ひと》，睡眠時無呼吸《すいみんじむこきゅう》が心配《しんぱい》な人《ひと》は，気道《きどう》を確保《かくほ》しやすい横向《よこむ》きのほうがいいでしょう。

理想的《りそうてき》な背骨《せぼね》のライン

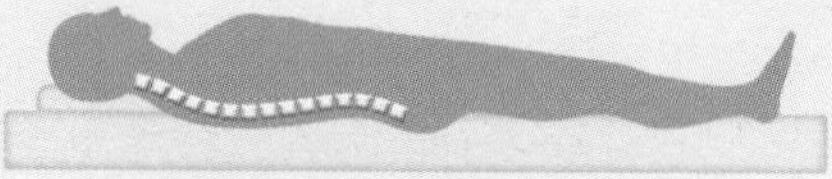

あおむけでは，背骨《せぼね》のS字《じ》ラインが保《たも》たれているのが理想的《りそうてき》です。

横向《よこむ》きでは，背骨《せぼね》が直線《ちょくせん》ラインになっているのが理想的《りそうてき》です。

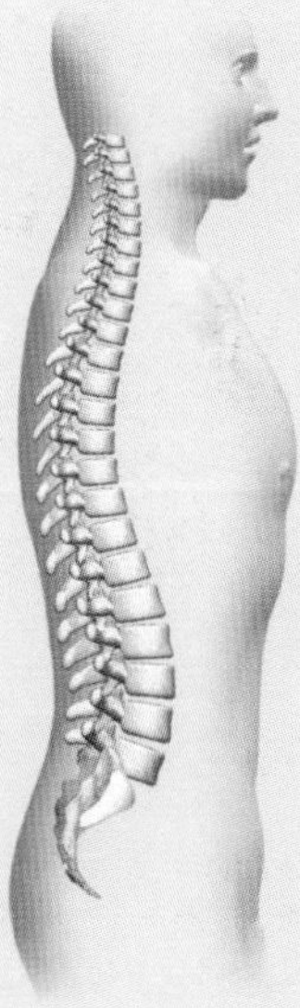

自然《しぜん》に立《た》っているときの背骨《せぼね》は，S字状《じじょう》にカーブしています。

Column

コーヒーブレーク

骨《ほね》と筋肉《きんにく》は日々《ひび》生《う》まれ変《か》わる

私《わたし》たちの骨《ほね》や筋肉《きんにく》は，ミクロのレベルで絶《た》えず生《う》まれ変《か》わっています。

骨《ほね》の生《う》まれ変《か》わりをつかさどるのは，「骨芽細胞《こつがさいぼう》」と「破骨細《はこつさい》胞《ぼう》」です。骨《ほね》は，骨芽細胞《こつがさいぼう》がつくりだした「骨細胞《こつさいぼう》」の集《あつ》まりです。**つくられてから一定期間《いっていきかん》を経《へ》た骨細胞《こつさいぼう》は破骨細胞《はこつさいぼう》によっ**

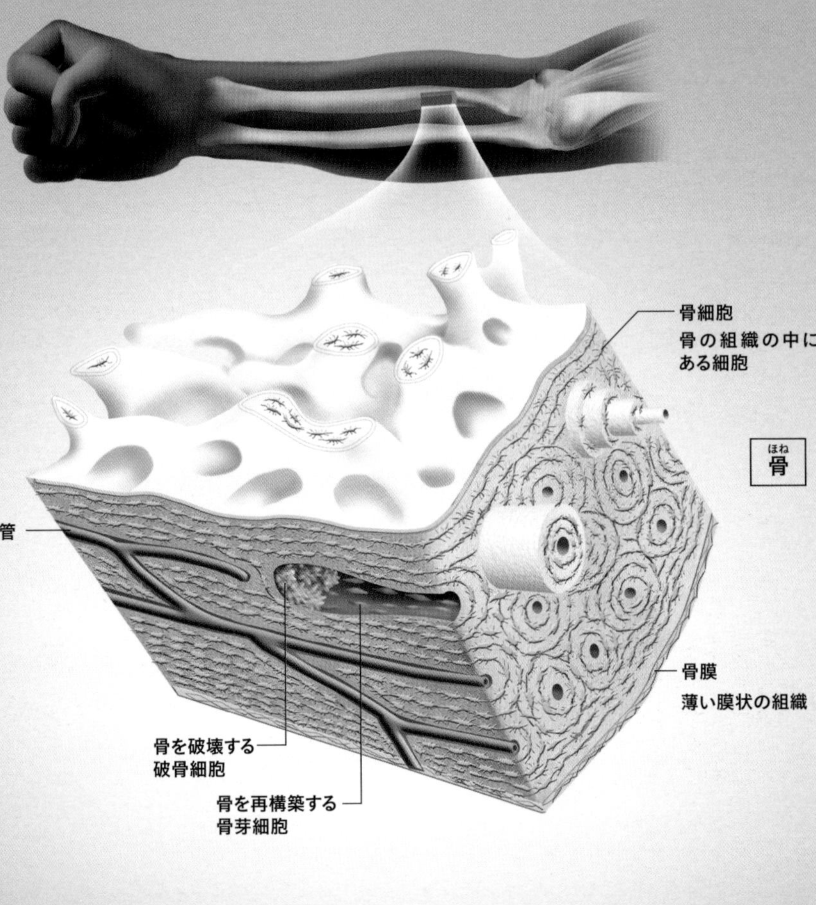

てこわされ，新《あら》たにつくりだされた骨細胞《こつさいぼう》に置《お》きかえられます。このサイクルを「骨《こつ》リモデリング」といいます。骨《こつ》リモデリングは，運《うん》動不足《どうぶそく》などで骨《ほね》にかかる重力《じゅうりょく》や負《ふ》荷《か》が足《た》りないと，正常《せいじょう》に維持《いじ》されません。

一方《いっぽう》，筋肉《きんにく》は「筋線維《きんせんい》」という線《せん》維《い》の集《あつ》まりです。筋線維《きんせんい》を取《と》り囲《かこ》むように存在《そんざい》するのが，「サテライト細胞《さいぼう》」です。**サテライト細胞《さいぼう》は，筋肉《きんにく》が損傷《そんしょう》した際《さい》などに増殖《ぞうしょく》し，筋肉《きんにく》を修復《しゅうふく》したり，新《あたら》しい筋《きん》線維《せんい》を生《う》みだしたりします。**ただし，筋肉《きんにく》を使《つか》わない生活《せいかつ》をつづけていると，サテライト細胞《さいぼう》の増殖《ぞうしょく》能《のう》力《りょく》や新《あら》たな細胞《さいぼう》を生《う》みだす能《のう》力《りょく》は低下《ていか》してしまいます。

骨《ほね》と筋肉《きんにく》の構造《こうぞう》

骨《ほね》や筋肉《きんにく》は，ミクロのレベルで絶《た》えず破《は》壊《かい》と新生《しんせい》をくりかえしており，そのサイクルは運動《うんどう》によって活性化《かっせいか》されます。

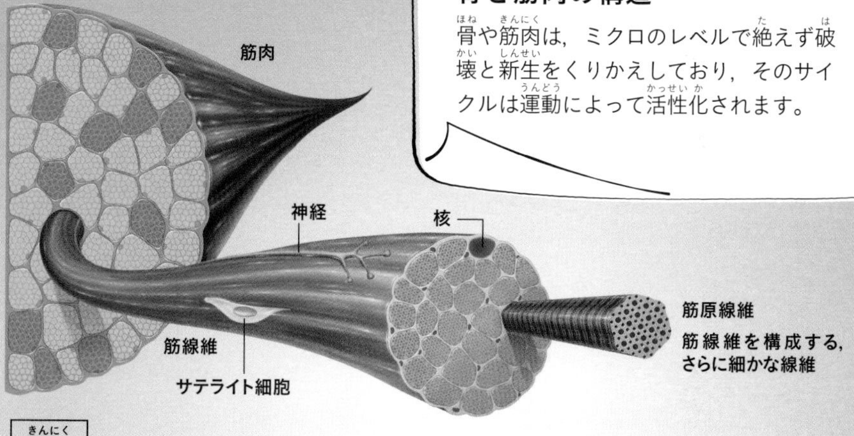

筋肉《きんにく》

サテライト細胞《さいぼう》による修復《しゅうふく》のしくみ

筋線維《きんせんい》が損傷《そんしょう》すると，損傷《そんしょう》した部位《ぶい》からサテライト細胞《さいぼう》へシグナル（タンパク質《しつ》）が送《おく》られます。シグナルを受《う》け取《と》ったサテライト細胞《さいぼう》は増殖《ぞうしょく》しはじめ，筋線維《きんせんい》に融合《ゆうごう》して損《そん》傷《しょう》部位《ぶい》を修復《しゅうふく》します。

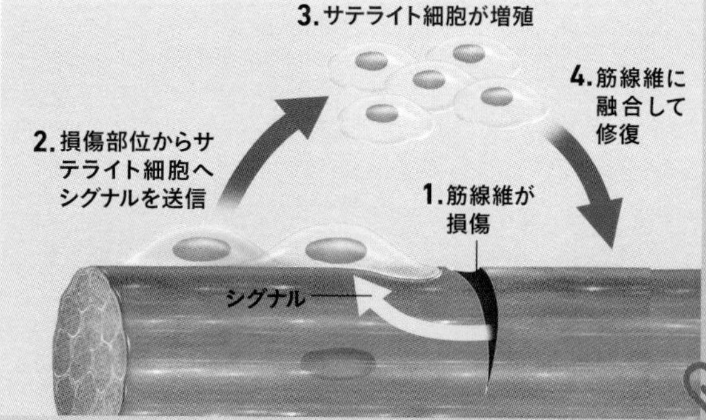

皮膚《ひふ》の表面《ひょうめん》は 脂《あぶら》でおおわれている

表面《ひょうめん》の「皮脂《ひし》」が水分《すいぶん》の蒸発《じょうはつ》を防《ふせ》ぐ

皮膚《ひふ》は，私《わたし》たちの体《からだ》のいちばん外側《そとがわ》をおおっている組織《そしき》です。細菌《さいきん》や有害《ゆうがい》な物質《ぶっしつ》などが体内《たいない》に侵入《しんにゅう》するのを防《ふせ》ぐバリアとしての機能《きのう》や，外界《がいかい》からの刺激《しげき》を受《う》け取《と》るセンサーとしての機能《きのう》，汗《あせ》をかいて体温《たいおん》を調節《ちょうせつ》する機能《きのう》などをもっています。

皮膚《ひふ》は，外側《そとがわ》から「表皮《ひょうひ》」「真皮《しんぴ》」の2層《そう》になっていて，真皮《しんぴ》の下《した》に「皮下組織《ひかそしき》」があります。皮膚《ひふ》の厚《あつ》さは場所《ばしょ》によってことなりますが，1～4ミリメートルほどです。

表皮《ひょうひ》の最《もっと》も上層《じょうそう》には，「角質細胞《かくしつさいぼう》」という平《ひら》たい細胞《さいぼう》が重《かさ》なった「角質層《かくしつそう》」があります。角質細胞《かくしつさいぼう》は皮膚《ひふ》の表面《ひょうめん》をきっちりとおおうことで，バリアとしての役割《やくわり》を果《は》たします。

角質細胞《かくしつさいぼう》と角質細胞《かくしつさいぼう》の間《あいだ》は多《おお》くの水分《すいぶん》で満《み》たされており，角質細胞内《かくしつさいぼうない》にも水分《すいぶん》を保持《ほじ》する物質《ぶっしつ》があります。**そして角質層《かくしつそう》の表面《ひょうめん》は通常《つうじょう》，「皮脂《ひし》」でおおわれています。**

皮脂《ひし》は，毛穴《けあな》にある「皮脂腺《ひしせん》」から分泌《ぶんぴつ》される「トリグリセリド」などの脂質《ししつ》です。この脂質《ししつ》が，角質層《かくしつそう》から水分《すいぶん》が蒸発《じょうはつ》するのを防《ふせ》いでいるのです。

正常《せいじょう》な表皮《ひょうひ》と角質層《かくしつそう》の拡大図《かくだいず》

右《みぎ》に，正常《せいじょう》な表皮《ひょうひ》と，正常《せいじょう》な角質層《かくしつそう》の拡大図《かくだいず》をえがきました。角質層《かくしつそう》の表面《ひょうめん》は，皮脂《ひし》でおおわれています。

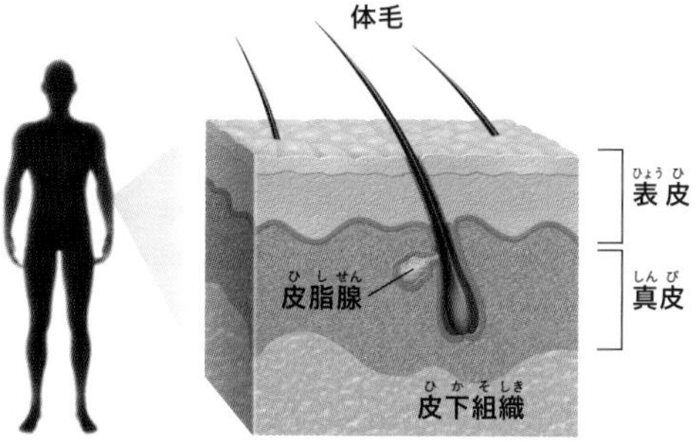

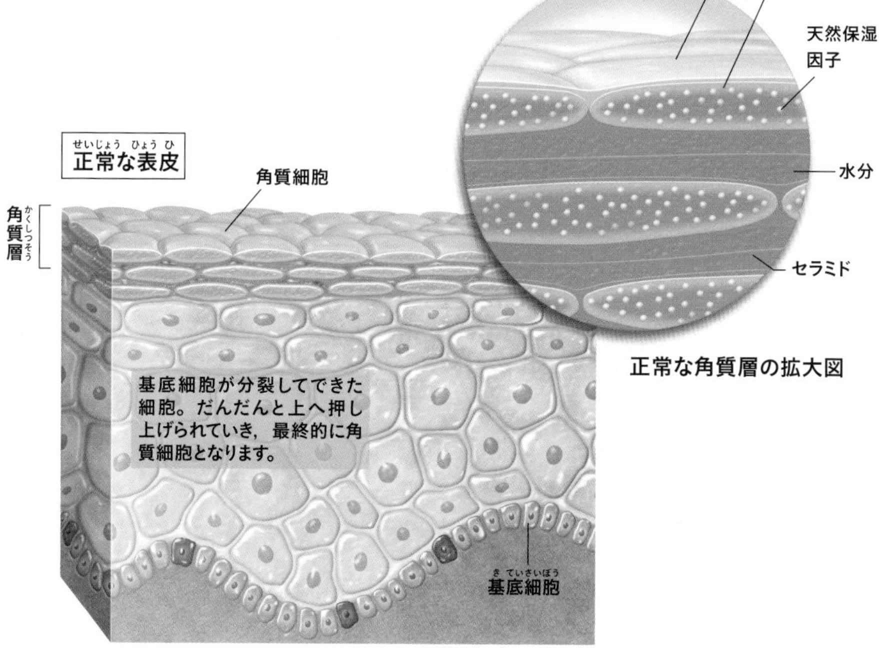

表皮《ひょうひ》のいちばん上層《じょうそう》には，角質層《かくしつそう》があります。角質層《かくしつそう》の表《ひょう》面《めん》は，皮脂《ひし》でおおわれて乾燥《かんそう》から守《まも》られています。角質層《かくしつそう》の中《なか》は，「セラミド」とよばれる物質《ぶっしつ》のはたらきで水《みず》の層《そう》ができています。角質細胞内《かくしつさいぼうない》にも水分《すいぶん》を保持《ほじ》する「天然保《てんねんほ》湿因子《しついんし》」が多《おお》くあり，肌《はだ》のうるおいが保《たも》たれています。

『乾燥《かんそう》』こそが皮膚《ひふ》の大敵《たいてき》！

角質層《かくしつそう》の皮脂《ひし》が失《うしな》われ水分《すいぶん》が蒸発《じょうはつ》しやすくなる

洗《せん》剤《ざい》を使《つか》って水仕事《みずしごと》をしたり，お風呂《ふろ》で体《からだ》を洗《あら》ったりすると，角質層《かくしつそう》の表面《ひょうめん》の皮脂《ひし》（前《ぜん》ページ）が失《うしな》われた状態《じょうたい》になることがあります。すると，角質層《かくしつそう》から水分《すいぶん》が蒸発《じょうはつ》しやすくなります。その結果《けっか》，皮膚《ひふ》が乾《かん》燥《そう》して，肌荒《はだあ》れにつながってしまいます。

肌荒《はだあ》れが生《しょう》じると，皮膚《ひふ》のバリアとしての機能《きのう》が失《うしな》われてしまいます。**肌荒《はだあ》れを防《ふせ》ぐには，皮膚《ひふ》を乾燥《かんそう》から守《まも》ることが大切《たいせつ》です。肌荒《はだあ》れを予防《よぼう》するためには，保湿剤《ほしつざい》をこまめに使《つか》うのがよいでしょう。**保湿剤《ほしつざい》には，皮《ひ》脂《し》のかわりとなる「グリセリン」などの成分《せいぶん》が含《ふく》まれており，角質層《かくしつそう》から水分《すいぶん》が蒸発《じょうはつ》するのを防《ふせ》ぐはたらきがあります。

水仕事《みずしごと》のあとやお風呂上《ふろあ》がりなどには保湿剤《ほしつざい》を使《つか》い，角質層《かくしつそう》の表面《ひょうめん》の油分《ゆぶん》を適度《てきど》に保《たも》って，角質層《かくしつそう》の乾燥《かんそう》を防《ふせ》ぎましょう。

角質細胞《かくしつさいぼう》が乾燥《かんそう》すると，肌荒《はだあ》れが生《しょう》じる

お風呂上《ふろあ》がりや水仕事《みずしごと》のあとなどには，保湿剤《ほしつざい》を使《つか》って皮膚《ひふ》の表面《ひょうめん》をケアしましょう。

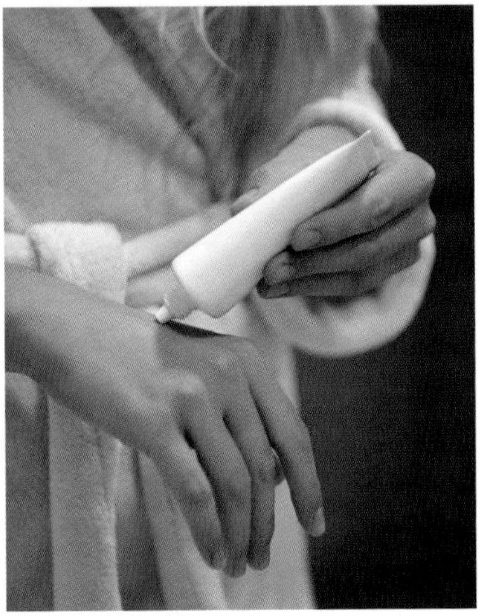

荒《あ》れた角質層《かくしつそう》の拡大図《かくだいず》

皮脂《ひし》が失《うしな》われ，表面《ひょうめん》の角質細胞《かくしつさいぼう》がはがれています。角質細胞《かくしつさいぼう》どうしの間《あいだ》の水分《すいぶん》が減《へ》り，角《かく》質細胞内《しつさいぼうない》の天然《てんねん》保《ほ》湿因《しついん》子《し》も少《すく》なくなって，肌《はだ》のうるおいが失《うしな》われています。

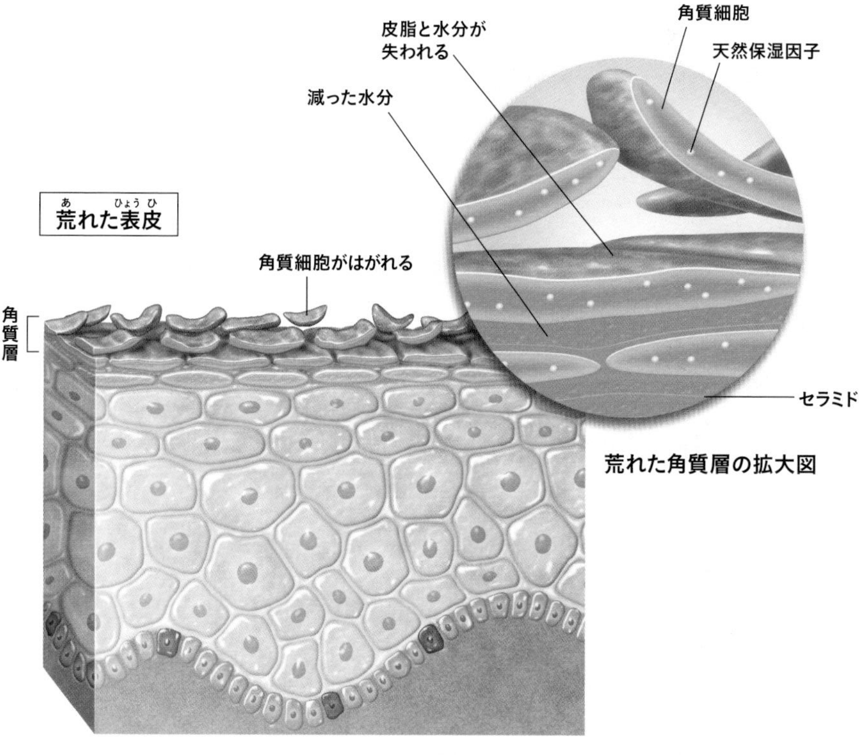

2

目《め》と耳《みみ》のトリセツ

人間《にんげん》の目《め》と耳《みみ》は，光《ひかり》と音《おと》を感《かん》じとって身《み》のまわりの情報《じょうほう》を集《あつ》め，体《からだ》に伝《つた》えます。その構造《こうぞう》は，精密《せいみつ》機器《きき》のように緻密《ちみつ》で繊細《せんさい》。まちがった使《つか》い方《かた》をつづけていると，大変《たいへん》なことになるかもしれません。2章《しょう》では，目《め》と耳《みみ》の取《と》り扱《あつか》い方《かた》をみていきましょう。

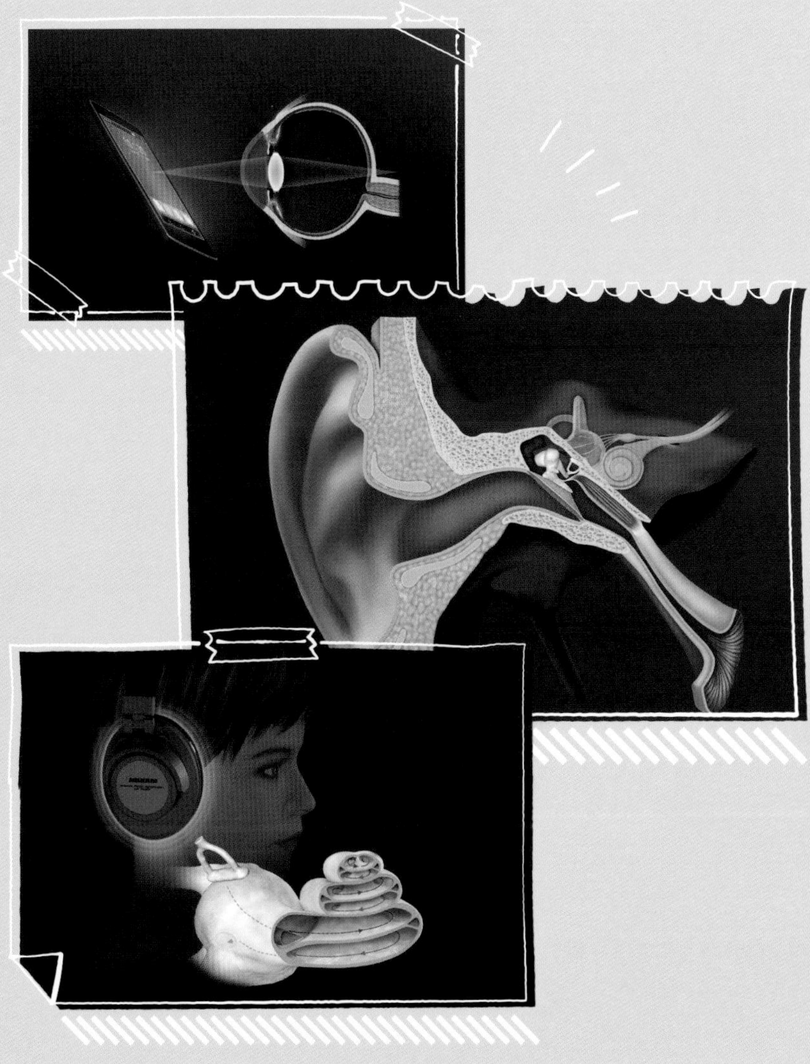

目《め》にはすぐれた“手《て》ぶれ防《ぼう》止《し》機《き》能《のう》”がある」

目《め》の構造《こうぞう》と各部《かくぶ》の名前《なまえ》を知《し》ろう

目《め》の構造《こうぞう》と視野《しや》

目《め》の基本的《きほんてき》な構造《こうぞう》と名称《めいしょう》を示《しめ》しました。右《みぎ》ページでは，ヒトの視野《しや》を図示《ずし》しました。

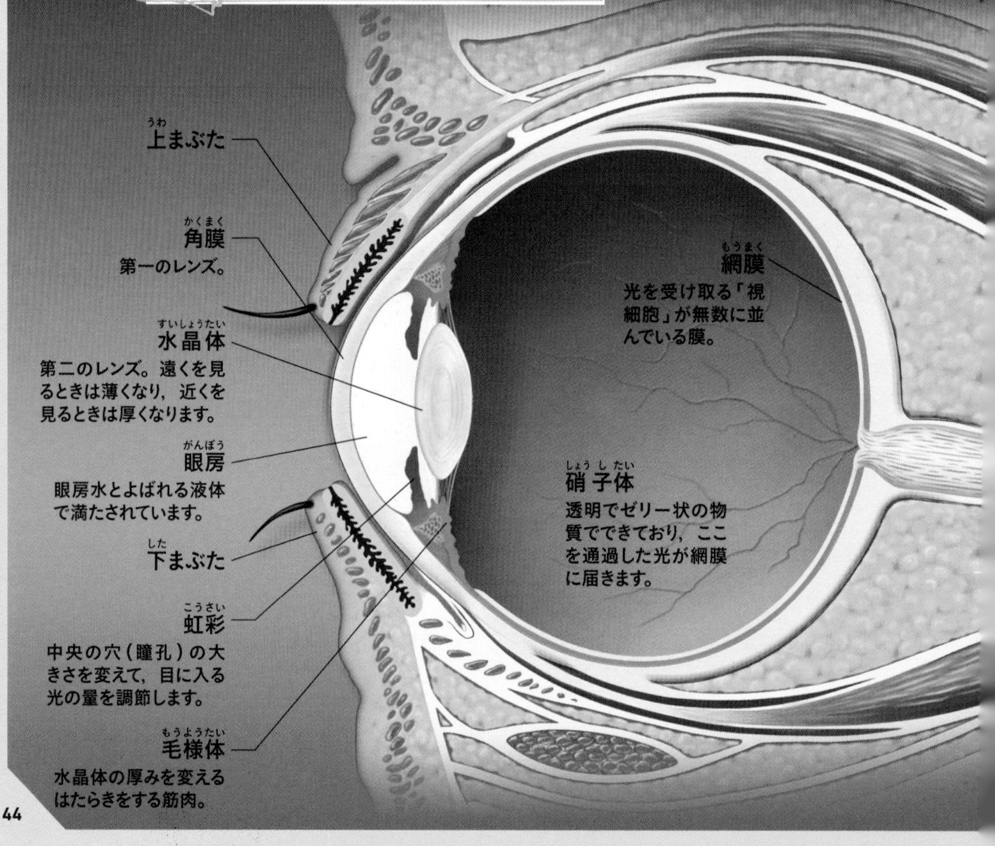

目《め》は，周囲《しゅうい》の光《ひかり》を受《う》け取《と》って，外《そと》の情報《じょうほう》を映像《えいぞう》として得《え》るための装置《そうち》（器官《きかん》）です。目《め》には，「角膜《かくまく》」と「水晶体《すいしょうたい》」という2枚《まい》のレンズがあります。目《め》に入《はい》った光《ひかり》は，それらのレンズで進路《しんろ》を曲《ま》げられて，水晶体《すいしょうたい》から約《やく》17ミリメートルはなれた場所《ばしょ》にある「網膜《もうまく》」で焦点《しょうてん》を結《むす》びます。

網膜《もうまく》には，光《ひかり》を受《う》け取《と》るセンサーの役割《やくわり》をする「視細胞《しさいぼう》」が，およそ1億個《おくこ》も並《なら》んでいます。網膜《もうまく》で受《う》け取《と》った光《ひかり》の情報《じょうほう》は，電気的《でんきてき》な信号《しんごう》として視神経《ししんけい》を通《とお》って脳《のう》に送《おく》られ，処理《しょり》されます。その結果《けっか》，私《わたし》たちは周囲《しゅうい》のようすを映像《えいぞう》としてとらえることができるのです。

また，目《め》には，優秀《ゆうしゅう》な“手《て》ぶれ防止機能《ぼうしきのう》”がそなわっています。頭《あたま》の傾《かたむ》きや動《うご》きを耳《みみ》で感知《かんち》して，その動《うご》きを打《う》ち消《け》す方向《ほうこう》へ眼球《がんきゅう》を瞬時《しゅんじ》に動《うご》かし，視線《しせん》を一定《いってい》に保《たも》ちます。こうして，ゆれる電車《でんしゃ》の中《なか》でも本《ほん》を読《よ》むことができるのです。

上眼瞼挙筋《じょうがんけんきょきん》
上まぶたを持ち上げる筋肉。

上直筋《じょうちょくきん》
眼球を上に向ける筋肉。

視神経《ししんけい》
網膜で受け取った光の情報を電気的な信号として脳へ送ります。

眼窩脂肪体《がんかしぼうたい》
眼球を支える役割をします。

下直筋《かちょくきん》
眼球を下に向ける筋肉。

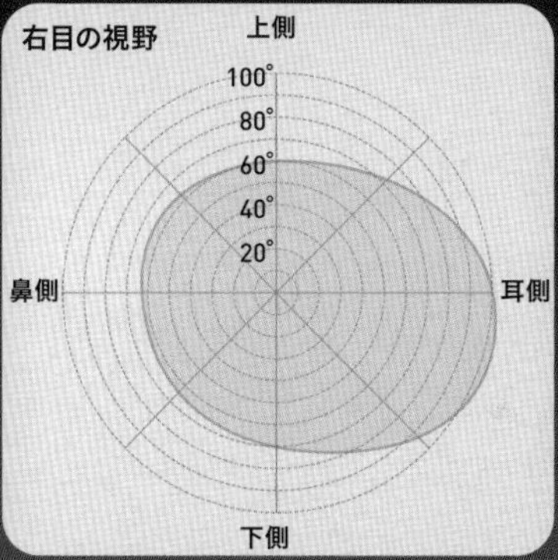

両目《りょうめ》の視野《しや》※は，上下《じょうげ》にそれぞれ60°～70°，左右《さゆう》にそれぞれ約《やく》100°ほどです。視線《しせん》の中央《ちゅうおう》から50°～60°の範囲《はんい》は，両目《りょうめ》の視野《しや》が重《かさ》なるため，この範囲《はんい》にある物体《ぶったい》を立体的《りったいてき》にとらえられます。

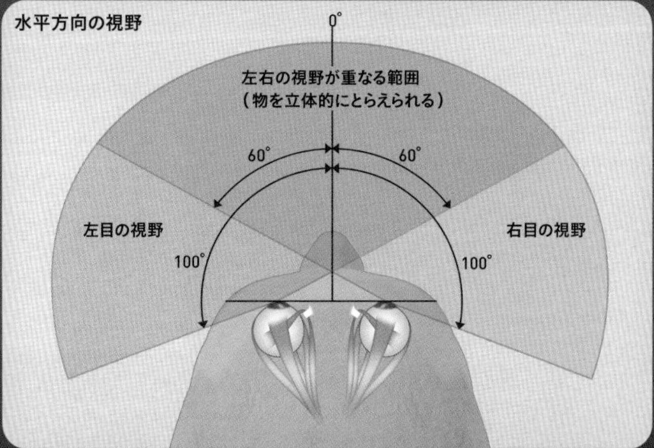

※：正面の1点に視線を向けたときに見えている範囲。

目《め》にそなわっている オートフォーカス機能《きのう》

レンズのまわりにある筋肉《きんにく》が 自動《じどう》でピントを調節《ちょうせつ》する

オートフォーカス機能《きのう》を可能《かのう》にする毛様体《もうようたい》の構造《こうぞう》

チン小帯
（毛様体小体）

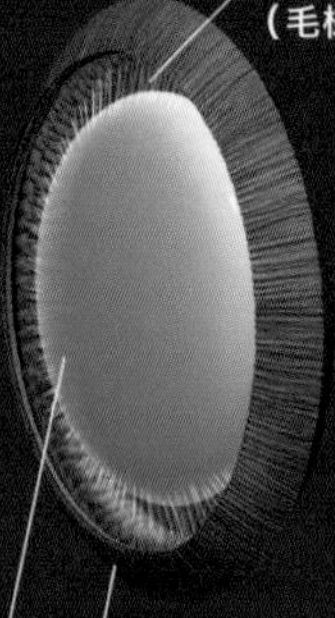

毛様体《もうようたい》
水晶体を変形させるはたらきのある筋肉。

水晶体《すいしょうたい》
遠くを見るときは薄く，近くを見るときは厚く変形する（右の図）。

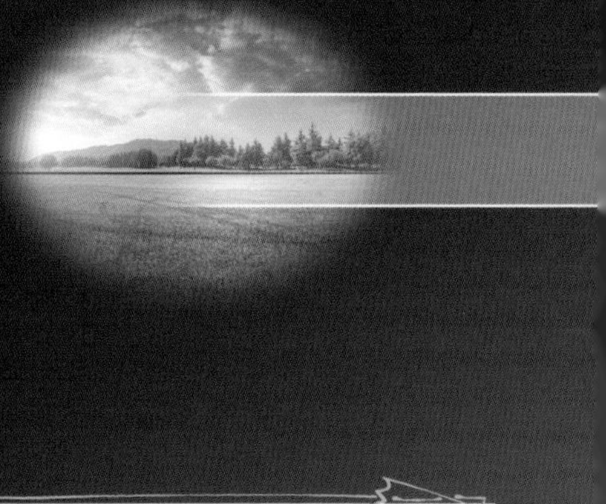

ピントを合《あ》わせるしくみ

遠《とお》くを見《み》るときは水晶体《すいしょうたい》が薄《うす》くなり，近《ちか》くを見《み》るときは水晶体《すいしょうたい》が厚《あつ》くなります。水晶体《すいしょうたい》を調節《ちょうせつ》しているのは，毛《もう》様体《ようたい》という筋肉《きんにく》です。

人《にん》間《げん》の目《め》には，高性能《こうせいのう》なオートフォーカス機能《きのう》（自動焦点調《じどうしょうてんちょう》節機能《せつきのう》）もあります。視点《してん》を変《か》えたとき，2枚目《まいめ》のレンズである水晶体《すいしょうたい》の厚《あつ》みを瞬時《しゅんじ》に調節《ちょうせつ》して焦点《しょうてん》を合《あ》わせることで，鮮明《せんめい》な画像《がぞう》を得《え》られるのです。

この機能《きのう》を実現《じつげん》するのが，「毛様《もうよう》体《たい》」という筋肉《きんにく》です。水晶体《すいしょうたい》と毛様《もうよう》体《たい》は，「チン小帯《しょうたい》（毛様体小体《もうようたいしょうたい》）」という線維《せんい》でつながっています。遠《とお》くを見《み》るときは，毛様体《もうようたい》はゆるんで外《そと》側《がわ》に広《ひろ》がり，チン小帯《しょうたい》がぴんとはります。すると，水晶体《すいしょうたい》がチン小帯《しょうたい》に引《ひ》っぱられて薄《うす》くなります。

一方《いっぽう》，近《ちか》くを見《み》るときは，毛様体《もうようたい》は内側《うちがわ》にちぢみ，チン小帯《しょうたい》がゆるんだ状態《じょうたい》になります。すると，水晶体《すいしょうたい》の引《ひ》っぱられぐあいが弱《よわ》まり，水晶体《すいしょうたい》は自身《じしん》の弾力《だんりょく》によって厚《あつ》くなります。

このように，目《め》は水晶体《すいしょうたい》の厚《あつ》みを変《か》えて光《ひかり》の曲《ま》がりぐあいを調節《ちょうせつ》し，焦点《しょうてん》を合《あ》わせるのです。

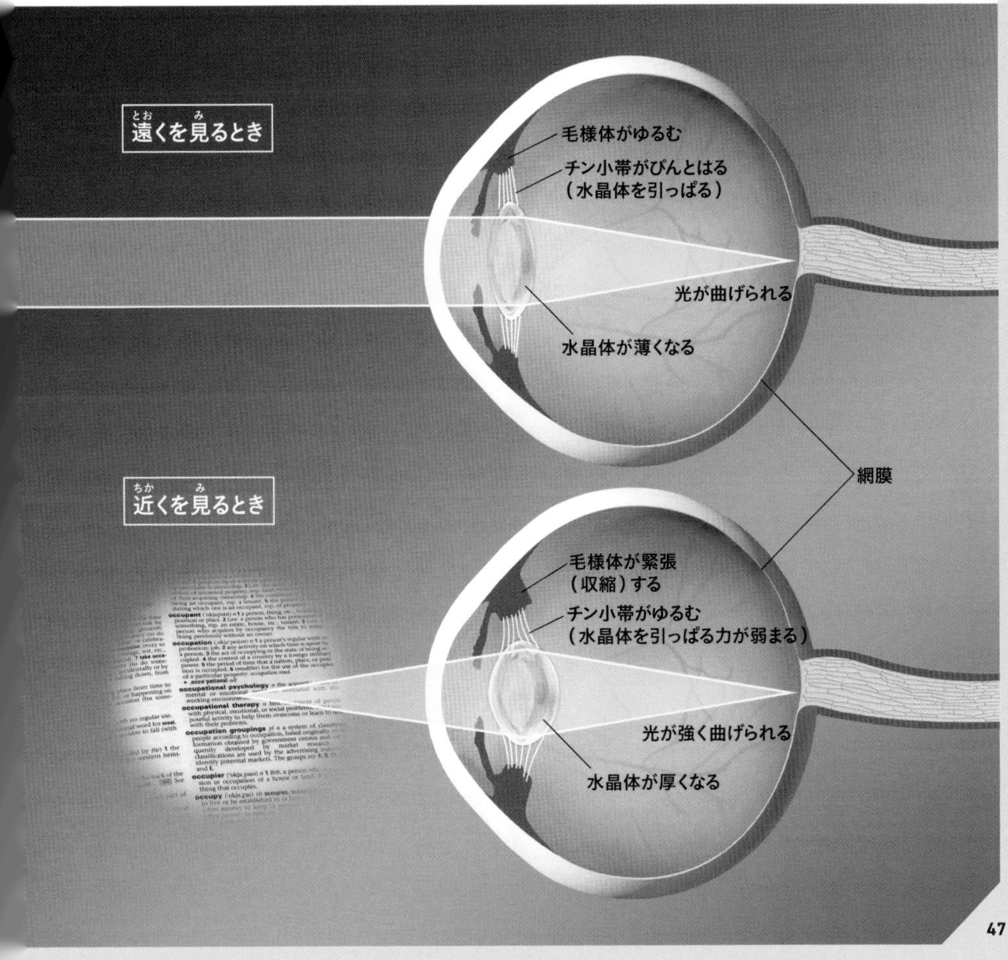

現代人《げんだいじん》をおびやかす「軸性近視《じくせいきんし》」

目《め》の病気《びょうき》の発症《はっしょう》リスクが高《たか》くなる

スマホなどで目《め》を酷使《こくし》している人《ひと》が多《おお》いためか，近視《きんし》の人口《じんこう》はふえつづけています。2050年《ねん》には，世界《せかい》で約《やく》50億人《おくにん》が近視《きんし》になるという試算《しさん》もあるほどです。

「たかが近視《きんし》」と思《おも》うかもしれませんが，近視《きんし》が強《つよ》くなりすぎると，最悪《さいあく》の場合《ばあい》，失明《しつめい》に至《いた》ることもあるそうです。

近視《きんし》の多《おお》くは，角膜《かくまく》の頂点《ちょうてん》から眼底《がんてい》までの長《なが》さ（眼軸長《がんじくちょう》）が長《なが》くなることでおきる「軸性近視《じくせいきんし》」です。眼球全体《がんきゅうぜんたい》が長《なが》くなることで，目《め》のオートフォーカス機能《きのう》（前《ぜん》ページ）がうまくはたらかなくなるのです。通常《つうじょう》の眼軸長《がんじくちょう》は24ミリメートル程度《ていど》ですが，強度近視《きょうどきんし》の人《ひと》は眼軸長《がんじくちょう》が27ミリメートル以上《いじょう》にもなります（右上《みぎうえ》の図《ず》）。

軸性近視《じくせいきんし》がきわめて強《つよ》くなると，網膜《もうまく》や視神経《ししんけい》などが物理的《ぶつりてき》に引《ひ》っぱられます。こうした状態《じょうたい》では，組織《そしき》の変性《へんせい》や出血《しゅっけつ》などがおきやすく，緑内障《りょくないしょう》や網膜剥離《もうまくはくり》などの病気《びょうき》を発症《はっしょう》しやすくなります（右下《みぎした》の図《ず》）。これらが悪化《あっか》すると，失明《しつめい》に至《いた》ることもあります。強《つよ》い軸性近視《じくせいきんし》が引《ひ》き金《がね》となる病気《びょうき》の発症《はっしょう》リスクは，高齢《こうれい》になるほど高《たか》くなります。

近視《きんし》の原因《げんいん》には，生《う》まれながらの遺伝要因《いでんよういん》と，環境要因《かんきょうよういん》があります。**環境要因《かんきょうよういん》による近視《きんし》の進行《しんこう》を食《く》い止《と》めるには，スマホ・パソコン・タブレットなどの長時間使用《ちょうじかんしよう》を控《ひか》える，遠《とお》くをぼんやりながめるなどして目《め》を休《やす》める，といった対策《たいさく》がある程度有効《ていどゆうこう》です。**また，中年以降《ちゅうねんいこう》で強《つよ》い近視《きんし》の人《ひと》は，眼科《がんか》で眼軸長《がんじくちょう》をはかってもらい，リスクの高《たか》い近視《きんし》なのかどうかを診断《しんだん》してもらうことも重要《じゅうよう》です。

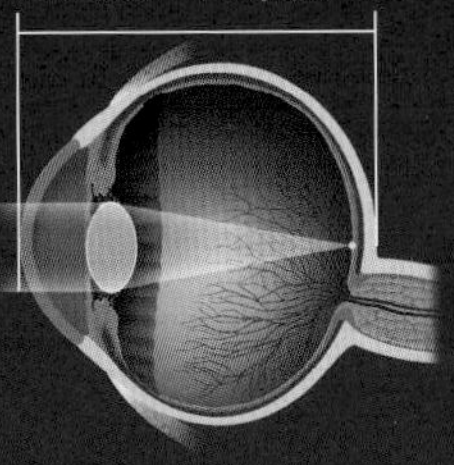

正視《せいし》の目《め》
（正しく見える）

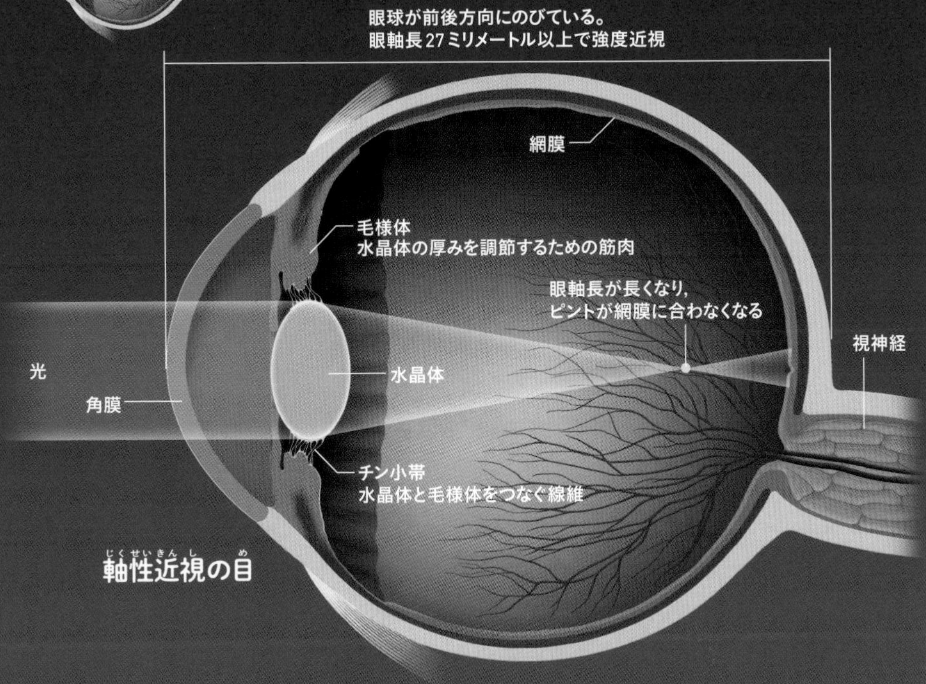

軸性近視《じくせいきんし》の目《め》

強度《きょうど》の近視《きんし》は失明《しつめい》にもつながる

近視《きんし》が強度《きょうど》になると，さまざまな病気《びょうき》の原因《げんいん》になります。最悪《さいあく》の場合《ばあい》は失明《しつめい》にもつながります。

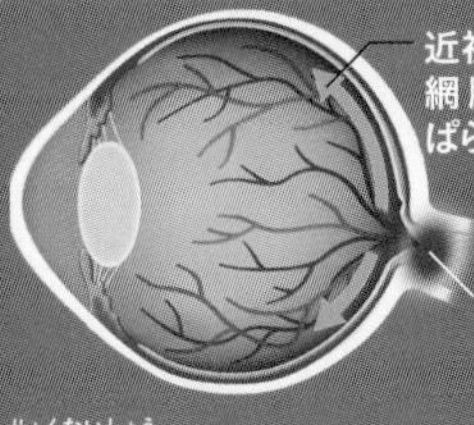

緑内障《りょくないしょう》

眼圧《がんあつ》が高《たか》くなるなどの原因《げんいん》によって視神経《ししんけい》に異常《いじょう》がおき，徐々《じょじょ》に視野《しや》が欠《か》ける病気《びょうき》です。

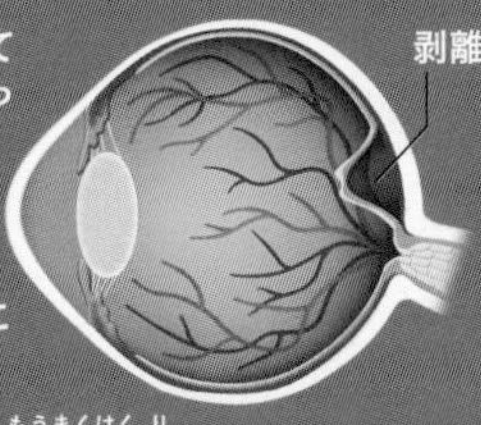

網膜剥離《もうまくはくり》

引《ひ》っぱられた網膜《もうまく》がはがれることで，視野《しや》が暗《くら》くなったりゆがんだりします。

若《わか》い世代《せだい》にふえている“スマホ老眼《ろうがん》”

一日《いちにち》5時間《じかん》以上《いじょう》スマホを使用《しよう》する人《ひと》は要注意《ようちゅうい》

正視《せいし》

毛様体《もうようたい》が収縮《しゅうしゅく》することによって水晶体《すいしょうたい》が厚《あつ》くなり，近《ちか》くを見《み》ることができます。

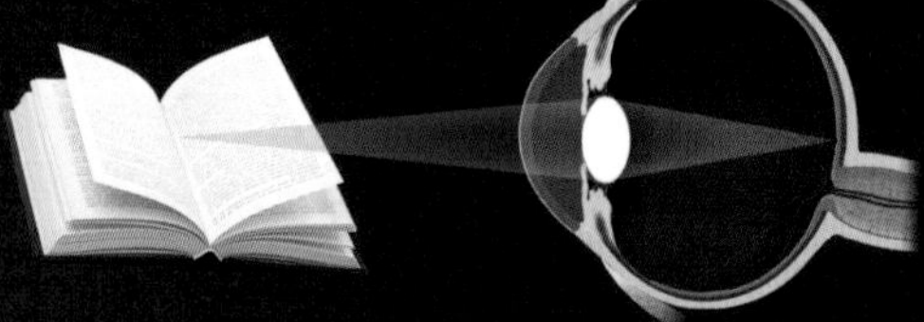

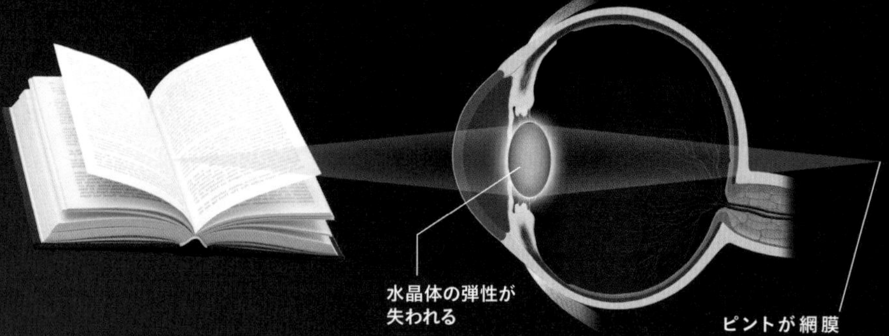

一般的《いっぱんてき》な老眼《ろうがん》

老化《ろうか》によって水晶体《すいしょうたい》の弾性《だんせい》が失《うしな》われ，厚《あつ》みが変《か》わりにくくなることでピントが合《あ》わなくなります。

スマホ利用率《りようりつ》の高《たか》い10～30代《だい》に，まるで老眼《ろうがん》のように「ピントが合《あ》いにくい」と感《かん》じる人《ひと》がふえています。俗《ぞく》にいう“スマホ老眼《ろうがん》”です。医学的《いがくてき》には「調節緊張症《ちょうせつきんちょうしょう》」といいます。

この“スマホ老眼《ろうがん》”は，目《め》を休《やす》めることで回復《かいふく》します。しかし，目《め》を酷《こく》使《し》しつづけると「眼精疲労《がんせいひろう》」の状態《じょうたい》に進《すす》んでしまうこともあります。眼《がん》精疲労《せいひろう》とは，目《め》の痛《いた》みや充血《じゅうけつ》などの目《め》の症状《しょうじょう》だけでなく，頭痛《ずつう》や肩《かた》こり，吐《は》き気《け》など全身《ぜんしん》に問題《もんだい》が発生《はっせい》し，睡《すい》眠《みん》を取《と》るなどしても十分回復《じゅうぶんかいふく》しない状態《じょうたい》になることです。

そうならないためにも，長《なが》く画面《がめん》を見《み》つづけることをさけ，適度《てきど》に目《め》を休《やす》めることが重要《じゅうよう》です。目《め》をつぶったり，遠《とお》くを見《み》たりすることで毛《もう》様体《ようたい》をゆるめましょう。

スマホを使《つか》うときは，画面《がめん》から目《め》を40センチメートル以上《いじょう》はなし，10分以上《ぶんいじょう》見《み》つづけることはさけるようにしましょう。

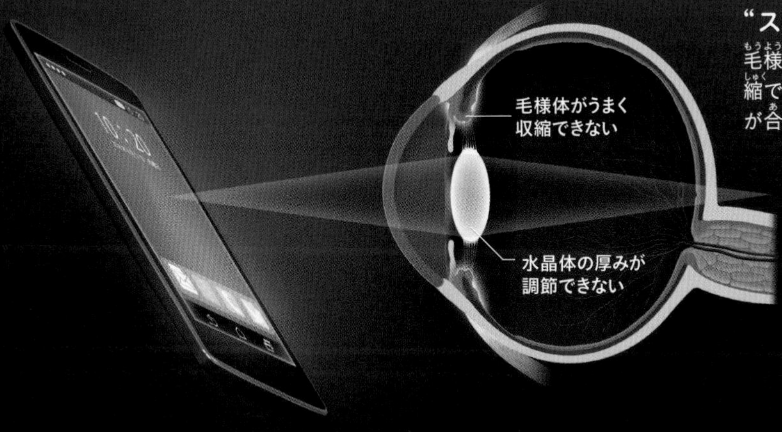

“スマホ老眼《ろうがん》”

毛様体《もうようたい》が疲《つか》れて適切《てきせつ》に収《しゅう》縮《しゅく》できなくなり，ピントが合《あ》わなくなります。

「毛様体《もうようたい》」の疲《つか》れが“スマホ老眼《ろうがん》”の原因《げんいん》

老眼《ろうがん》と“スマホ老眼《ろうがん》”のしくみをえがきました。「一日《いちにち》5時間《じかん》スマホを使用《しよう》すると，ピント調節機能《ちょうせつきのう》が低下《ていか》するリスクがある」とする研究報告《けんきゅうほうこく》もあります※。

※：Jul;120(7):1478-1484. doi: 10.1016/j.jfma.2020.10.028. Epub 2020 Nov23.PMID: 33243538

疲《つか》れ目《め》の原因《げんいん》『ドライアイ』にも注意《ちゅうい》

悪化《あっか》させないためにはどうすればいい?

スマホやパソコンの画面《がめん》を長《なが》く見《み》ていると，まばたきの回数《かいすう》が減《へ》るなどして，ドライアイの症状《しょうじょう》を引《ひ》きおこす可能性《かのうせい》が高《たか》まります。

ドライアイは，目《め》の表面《ひょうめん》をおおう涙《なみだ》の層《そう》が薄《うす》くなったり，なくなったりして，目《め》に不快感《ふかいかん》が生《しょう》じたり，角《かく》膜《まく》が傷《きず》つきやすくなったりする病気《びょうき》です。目《め》が乾《かわ》くという症状《しょうじょう》以外《いがい》にも，目《め》がゴロゴロする，目《め》が開《あ》けにくい，目《め》が疲《つか》れる，という症状《しょうじょう》がでる人《ひと》もあります。

冬《ふゆ》になるとドライアイが悪化《あっか》するのは，エアコンが原因《げんいん》です。エアコンが効《き》きすぎていたり，送風《そうふう》を直接《ちょくせつ》受《う》けたりする環境《かんきょう》はさけましょう。

また，コンタクトレンズも，ドライアイを悪化《あっか》させる要因《よういん》になります。

加湿器《かしつき》をつける，スマホやパソコンの使用時間《しようじかん》を減《へ》らす，コンタクトレンズの装用《そうよう》を減《へ》らすなどして，ドライアイを悪化《あっか》させる要因《よういん》を減《へ》らし，目《め》を休《やす》ませることが重要《じゅうよう》です。

ドライアイと乾《かわ》き目《め》とのちがい

乾《かわ》き目《め》では，部屋《へや》が乾燥《かんそう》していたり，まばたきが少《すく》なかったりすることで，目《め》の表面《ひょうめん》をおおっている涙《なみだ》が蒸発《じょうはつ》して目《め》の乾《かわ》きを感《かん》じます。一方《いっぽう》ドライアイでは，涙《なみだ》の分泌量《ぶんぴつりょう》は保《たも》たれているにもかかわらず，涙《なみだ》の層《そう》が薄《うす》くなっています（右上《みぎうえ》の図《ず》）。

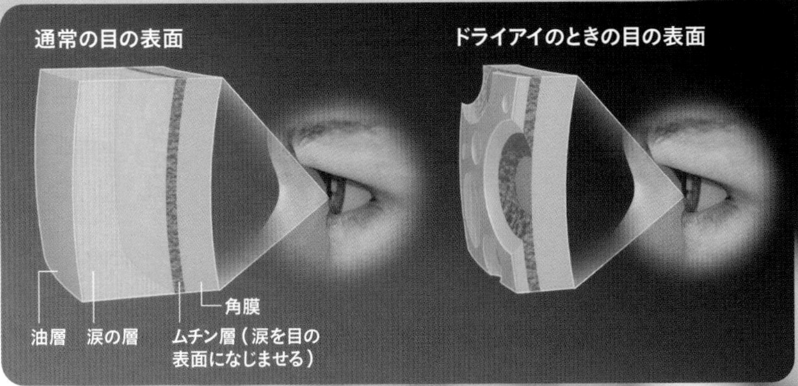

疲《つか》れ目《め》の原因《げんいん》はドライアイかも

目《め》の表面《ひょうめん》をおおう涙《なみだ》の層《そう》が薄《うす》くなったり，なくなったりすると，目《め》の表面《ひょうめん》が傷《きず》つきやすくなります。

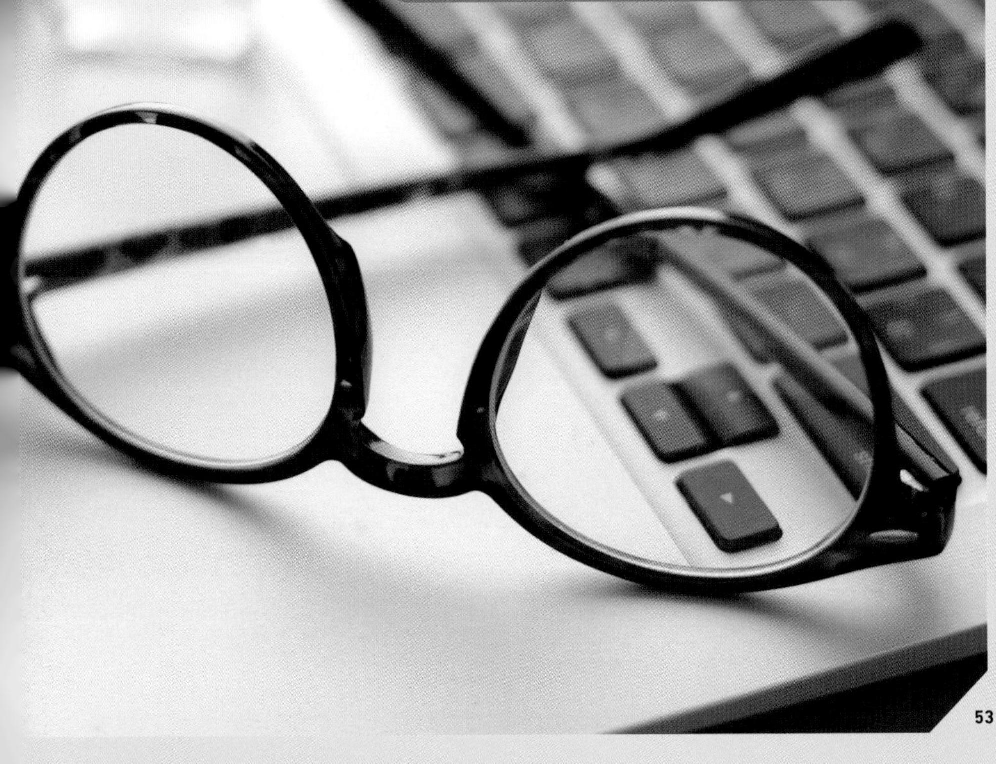

Column

コーヒーブレーク

見《み》えていなくても「見《み》える」と感《かん》じる

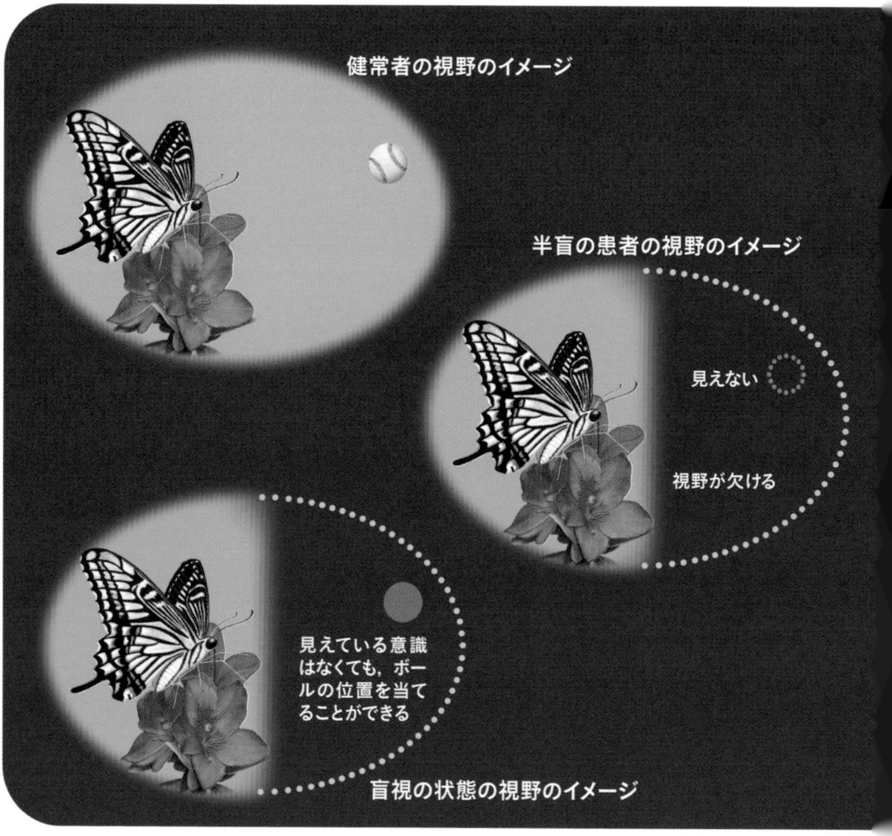

左《さ》右《ゆう》の大脳《だいのう》には，視覚情報《しかくじょうほう》を処理《しょり》する「視覚野《しかくや》」という領域《りょういき》があります。**たとえば左脳《さのう》の視《し》覚野《かくや》を損傷《そんしょう》すると，目《め》は正常《せいじょう》でも視野《しや》の右半分《みぎはんぶん》が失《うしな》われます**※。こうした状態《じょうたい》を「半盲《はんもう》」といいます。

半盲《はんもう》の患者《かんじゃ》の中《なか》には，失《うしな》われた視野《しや》の中《なか》にある物《もの》の位置《いち》を，高確率《こうかくりつ》でいい当《あ》てることができる人《ひと》もいます。こうした現象《げんしょう》を「盲視《もうし》」とよびます。

網膜《もうまく》に入《はい》った視覚情報《しかくじょうほう》は，視床《ししょう》を経《へ》て視覚野《しかくや》に送《おく》られ，最終的《さいしゅうてき》に意識《いしき》にのぼります（**1**）。一方《いっぽう》，視《し》覚情報《かくじょうほう》は網膜《もうまく》から中脳《ちゅうのう》の「上丘《じょうきゅう》」に直接伝《ちょくせつつた》えられ，処理《しょり》されることもあります（**2**）。この別《べつ》ルートの処理回路《しょりかいろ》によって，意識《いしき》にはのぼらないのに「見《み》える」状態《じょうたい》が生《う》みだされるのです。

盲視《もうし》とそのメカニズム

右《みぎ》の図《ず》は健常者《けんじょうしゃ》の視覚情報《しかくじょうほう》の処理経路《しょりけいろ》（**1**）と，盲視《もうし》の状態《じょうたい》の視覚情報《しかくじょうほう》の処理経路《しょりけいろ》（**2**）を比較《ひかく》したものです。

1. 健常者の視覚情報の処理
意識にのぼる

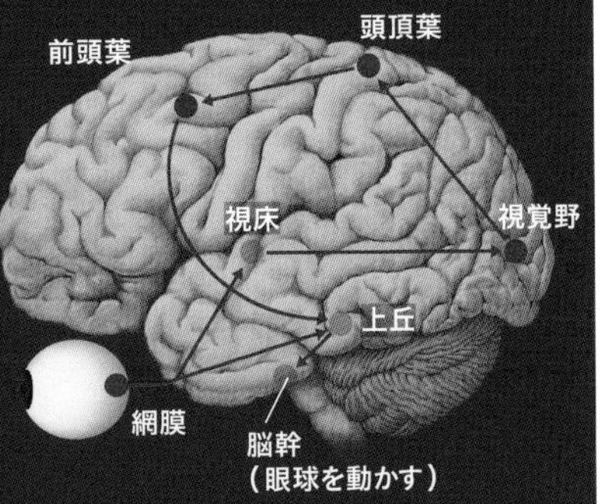

2. 盲視の状態での視覚情報の処理
意識にはのぼらないが“見える”

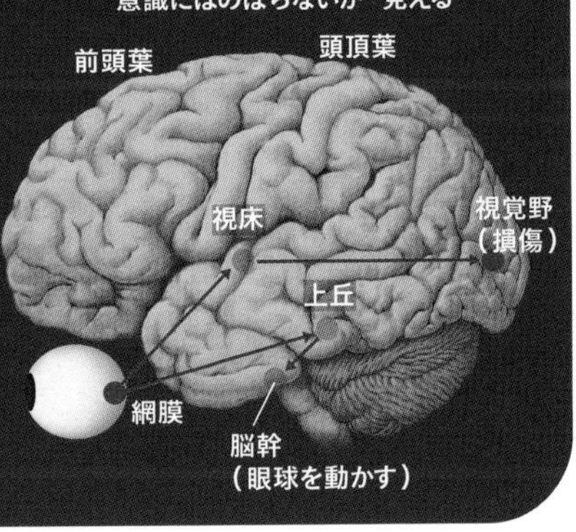

視覚野《しかくや》が損傷《そんしょう》した場合《ばあい》，頭頂葉《とうちょうよう》や前頭葉《ぜんとうよう》などに視覚情報《しかくじょうほう》が伝《つた》えられません。このため視野《しや》が欠《か》けます。しかし上丘《じょうきゅう》などを通《とお》る別《べつ》ルートで情報《じょうほう》が処理《しょり》され，盲《もう》視《し》が実現《じつげん》します。

※：左脳では視野の右半分を，右脳では視野の左半分を担当しています。

耳《みみ》は，繊細《せんさい》なパーツで構成《こうせい》されている

複雑《ふくざつ》な形《かたち》の“骨《ほね》の容器《ようき》”におさまった“毛《け》をもつ細胞《さいぼう》”が音《おと》を感知《かんち》する

耳《みみ》は，**音《おと》を感《かん》じ取《と》る器官《きかん》であるのと同時《どうじ》に，頭《あたま》の傾《かたむ》きや動《うご》きを検知《けんち》する器官《きかん》でもあります。**左右《さゆう》の耳《みみ》に届《とど》く音《おと》の時間《じかん》の差《さ》や強《つよ》さの差《さ》から，どちらの方向《ほうこう》から音《おと》が届《とど》いたのかがわかります。

耳《みみ》が，空気《くうき》の振動《しんどう》である音《おと》を感《かん》知《ち》するしくみは，次《つぎ》のようなものです。

まず，耳《みみ》に届《とど》いた音《おと》は集音装置《しゅうおんそうち》である「耳介《じかい》」で集《あつ》められ，「外耳《がいじ》道《どう》」を通《とお》って「鼓膜《こまく》」を振動《しんどう》させます。その振動《しんどう》は，鼓膜《こまく》につながっている「ツチ骨《こつ》」に伝《つた》わり，さらに「キヌタ骨《こつ》」，「アブミ骨《こつ》」という全部《ぜんぶ》で三《みっ》つの小《ちい》さな骨《ほね》（耳小《じしょう》骨《こつ》）を経由《けいゆ》して「内耳《ないじ》」へと伝《つた》わります。

耳小骨《じしょうこつ》の役割《やくわり》は，音《おと》の振動《しんどう》の力《ちから》を増幅《ぞうふく》させることです。ツチ骨《こつ》とキヌタ骨《こつ》のはたらきで，振動《しんどう》の力《ちから》は約《やく》1.3倍《ばい》に増幅《ぞうふく》されます。さらにアブミ骨《こつ》は，その力《ちから》を約《やく》17倍《ばい》に増幅《ぞうふく》させます。これら二《ふた》つの効果《こうか》によって，振動《しんどう》の力《ちから》は20倍以上《ばいいじょう》に増幅《ぞうふく》されるのです。

内耳《ないじ》は，「骨迷路《こつめいろ》」とよばれる複《ふく》雑《ざつ》な形《かたち》をした“骨《ほね》の容器《ようき》”に，「膜《まく》迷路《めいろ》」とよばれるチューブ状《じょう》の器《き》官《かん》がおさまったものです。この膜《まく》迷路《めいろ》の中《なか》に音《おと》を感知《かんち》する“毛《け》”（感《かん》覚毛《かくもう》といいます）をもつ「有毛細《ゆうもうさい》胞《ぼう》」が並《なら》んでいる場所《ばしょ》があります。ここで音《おと》を感《かん》じ取《と》るのです（くわしくは61ページ）。

耳《みみ》の基本的《きほんてき》な構造《こうぞう》

耳《みみ》に届《とど》いた音《おと》は耳介《じかい》で集《あつ》められ，外耳道《がいじどう》を通《とお》って鼓膜《こまく》を振動《しんどう》させます。鼓膜《こまく》の振動《しんどう》は耳小骨《じしょうこつ》で増幅《ぞうふく》され，内耳《ないじ》へと伝《つた》わります。耳小骨《じしょうこつ》の一《ひと》つである「アブミ骨《こつ》」は，人体《じんたい》で最小《さいしょう》の骨《ほね》です。

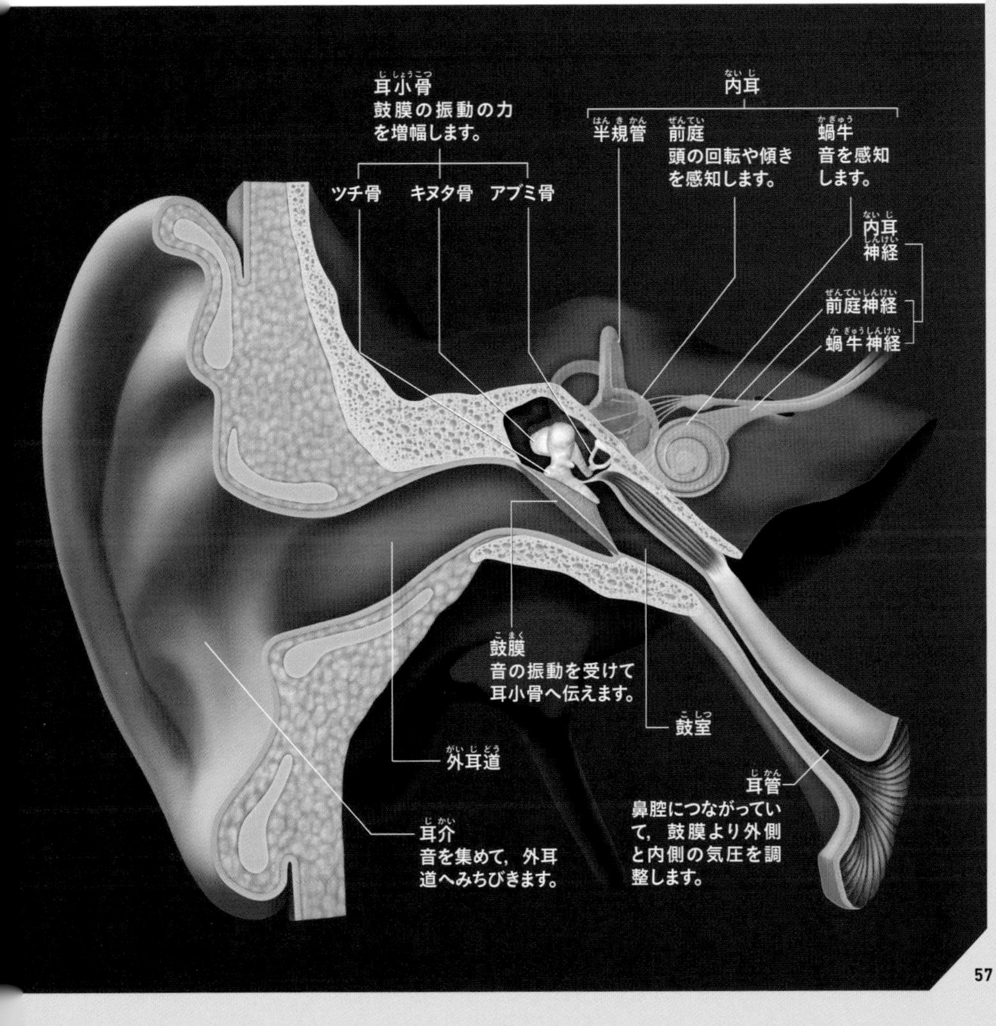

音《おと》も体《からだ》の傾《かたむ》きも『内耳《ないじ》』で感知《かんち》する

頭《あたま》の動《うご》きを感知《かんち》する
三半規管《さんはんきかん》の構造《こうぞう》を見《み》てみよう

内《ない》耳《じ》は，音《おと》を感知《かんち》するだけでなく，頭《あたま》の傾《かたむ》きや動《うご》きを感知《かんち》する機能《きのう》もそなえています。**頭《あたま》の回転《かいてん》運動《うんどう》を感知《かんち》するのは，三《みっ》つの「半規《はんき》管《かん》」です。**

頭《あたま》の傾《かたむ》きを感知《かんち》するのは，「卵形《らんけい》嚢《のう》」と「球形嚢《きゅうけいのう》」とよばれる部分《ぶぶん》です。これらの中《なか》にも有毛細胞《ゆうもうさいぼう》があり，それらが頭《あたま》の回転運動《かいてんうんどう》や傾《かたむ》きを感知《かんち》するのです（右《みぎ》の図《ず》）。

内耳《ないじ》に異常《いじょう》があると，めまいになることがあります。短時間《たんじかん》のめまいの原因《げんいん》として多《おお》い，「良性発作性頭《りょうせいほっさせいとう》位《い》めまい症《しょう》」は，卵形嚢《らんけいのう》や球形嚢《きゅうけいのう》の中《なか》にある「耳石《じせき》（平衡砂《へいこうさ》）」がはがれて，半規管内《はんきかんない》に入《はい》りこむことが原因《げんいん》だと考《かんが》えられています。耳石《じせき》が半規《はんき》管内《かんない》を満《み》たす「内《ない》リンパ液《えき》」という液体《えきたい》の流《なが》れを乱《みだ》し，脳《のう》にあやまった信号《しんごう》が伝《つた》わってしまうのです。

半規管《はんきかん》

頭《あたま》の回転運動《かいてんうんどう》を感知《かんち》する半円形《はんえんけい》の管《くだ》。三《みっ》つの半規管《はんきかん》で，3次元空間《じげんくうかん》での動《うご》きを感知《かんち》することができます。

短時間《たんじかん》のめまいでも注意《ちゅうい》が必要《ひつよう》

良性発作性頭位《りょうせいほっさせいとうい》めまい症《しょう》は，通常《つうじょう》1分未満《ふんみまん》でおさまります。年齢《ねんれい》が高《たか》いほど発生《はっせい》しやすく，転倒《てんとう》やけがに至《いた》る場合《ばあい》がありますので注意《ちゅうい》が必要《ひつよう》です。

内耳《ないじ》のはたらき

半規管の根もとのふくらみ部分

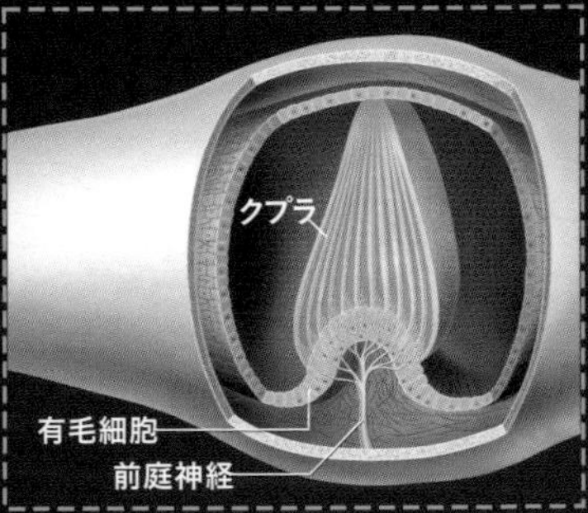

頭《あたま》の回転運動《かいてんうんどう》を感知《かんち》

半規管《はんきかん》の有毛細胞《ゆうもうさいぼう》は，その感覚毛《かんかくもう》がゼリー状《じょう》の物体《ぶったい》（クプラ）におおわれています。頭《あたま》が回転《かいてん》すると，半規管《はんきかん》の中《なか》を満《み》たしているリンパ液《えき》（内《ない》リンパ液《えき》）に流《なが》れが生《しょう》じ，その流《なが》れでクプラが動《うご》かされて頭《あたま》の回転運動《かいてんうんどう》を感知《かんち》します。

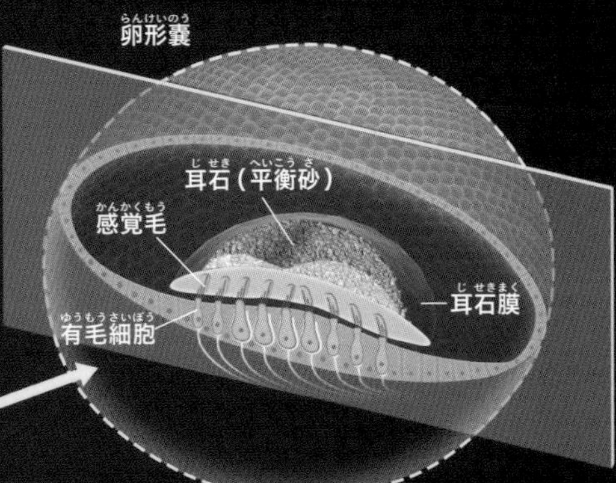

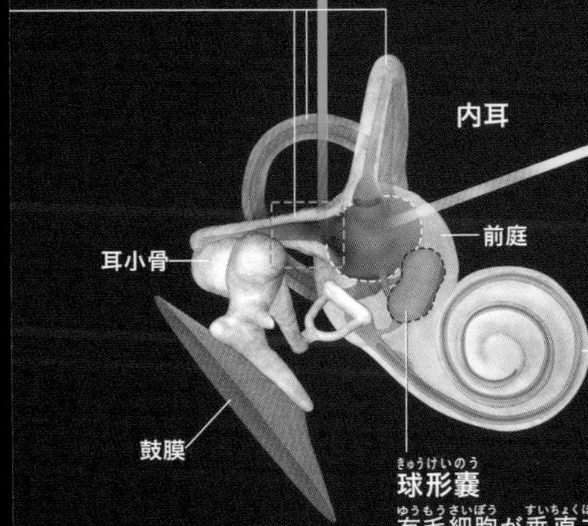

球形嚢《きゅうけいのう》

有毛細胞《ゆうもうさいぼう》が垂直方向《すいちょくほうこう》に分布《ぶんぷ》していて，主《おも》に頭《あたま》の垂直方向《すいちょくほうこう》の運動《うんどう》を感知《かんち》します。

頭《あたま》の傾《かたむ》きや水平方向《すいへいほうこう》の運動《うんどう》を感知《かんち》

前庭《ぜんてい》にある「卵形嚢《らんけいのう》」には，有《ゆう》毛細胞《もうさいぼう》が水平方向《すいへいほうこう》に分布《ぶんぷ》しており，主《おも》に頭《あたま》の傾《かたむ》きや水平方向《すいへいほうこう》の運動《うんどう》を感知《かんち》します。耳石《じせき》（平《へい》衡砂《こうさ》。炭酸《たんさん》カルシウムの結晶《けっしょう》）の動《うご》きが感覚毛《かんかくもう》に伝《つた》わり，頭《あたま》の運動《うんどう》を感知《かんち》します。

“ヘッドホン難聴《なんちょう》”はなおらない！

音楽《おんがく》を安全《あんぜん》に聴《き》くための音量《おんりょう》は?

人《ひと》が聞《き》くことのできる最《もっと》も小《ちい》さな音《おと》の大《おお》きさ（空気《くうき》の振《しん》動《どう》の強《つよ》さ。音圧《おんあつ》）は，20マイクロパスカルとされています※。これは，図書館《としょかん》の室内《しつない》の音《おと》の100分《ぶん》の1程度《ていど》の大《おお》きさで，「デシベル」という音量《おんりょう》の単位《たんい》では，0デシベルとあらわします。

耳《みみ》で聞《き》くことのできる音《おと》の大《おお》きさにも限界《げんかい》があります。大《おお》きすぎる音《おと》を聞《き》きつづけていると，音《おと》が聞《き》こえづらくなる「難聴《なんちょう》」になるおそれがあります。たとえば，120デシベル（2000万《まん》マイクロパスカル）をこえる非常《ひじょう》に大《おお》きな音《おん》量《りょう》にさらされると，聴力障害《ちょうりょくしょうがい》を引《ひ》きおこす可能性《かのうせい》があるとされています。120デシベルは，ジェット機《き》のエンジン音《おん》を目《め》の前《まえ》で聞《き》くときの音量《おんりょう》に相当《そうとう》します。

大《おお》きな音《おと》によって難聴《なんちょう》になってしまうのは，内耳《ないじ》にある音《おと》を感知《かんち》する有毛細胞《ゆうもうさいぼう》からのびる感覚毛《かんかくもう》（56ページ）が損傷《そんしょう》し，折《お》れたり抜《ぬ》けたりしてしまうためです。**感《かん》覚毛《かくもう》は，一度《いちど》こわれてしまうと，もとにもどることはありません。**

近年《きんねん》は，スマホなどの普及《ふきゅう》によって，イヤホンやヘッドホンで音《おん》楽《がく》を聴《き》く人《ひと》がふえています。大《おお》きすぎる音量《おんりょう》は，“ヘッドホン難聴《なんちょう》”になる危険《きけん》が高《たか》まります。

こうした状況《じょうきょう》を受《う》けて，世界保《せかいほ》健機関《けんきかん》（WHO）は，安全《あんぜん》に音楽《おんがく》を聴《き》くためのめやすとして，「80デシベル（子供《こども》では75デシベル）の音量《おんりょう》で週《しゅう》40時間以内《じかんいない》」におさめることを推奨《すいしょう》しています。

※：正確には，1000ヘルツの周波数（高さ）の音を聞いたときの値。
聞こえる音量の大きさは，音の高さによってことなります。

音《おと》を感知《かんち》する蝸牛《かぎゅう》の中《なか》はどうなっている?

鼓膜《こまく》をふるわせ，耳小骨《じしょうこつ》を経由《けいゆ》して，内耳《ないじ》へ届《とど》けられた音《おと》の振動《しんどう》は，「蝸牛《かぎゅう》」とよばれる，カタツムリの殻《から》のような形状《けいじょう》をした部分《ぶぶん》へ伝《つた》わっていきます。蝸牛《かぎゅう》の内部《ないぶ》には「蝸牛管《かぎゅうかん》」とよばれる管《くだ》があり，この内部《ないぶ》に音《おと》を感《かん》じ取《と》るセンサー（有毛細胞《ゆうもうさいぼう》）が並《なら》んでいます。

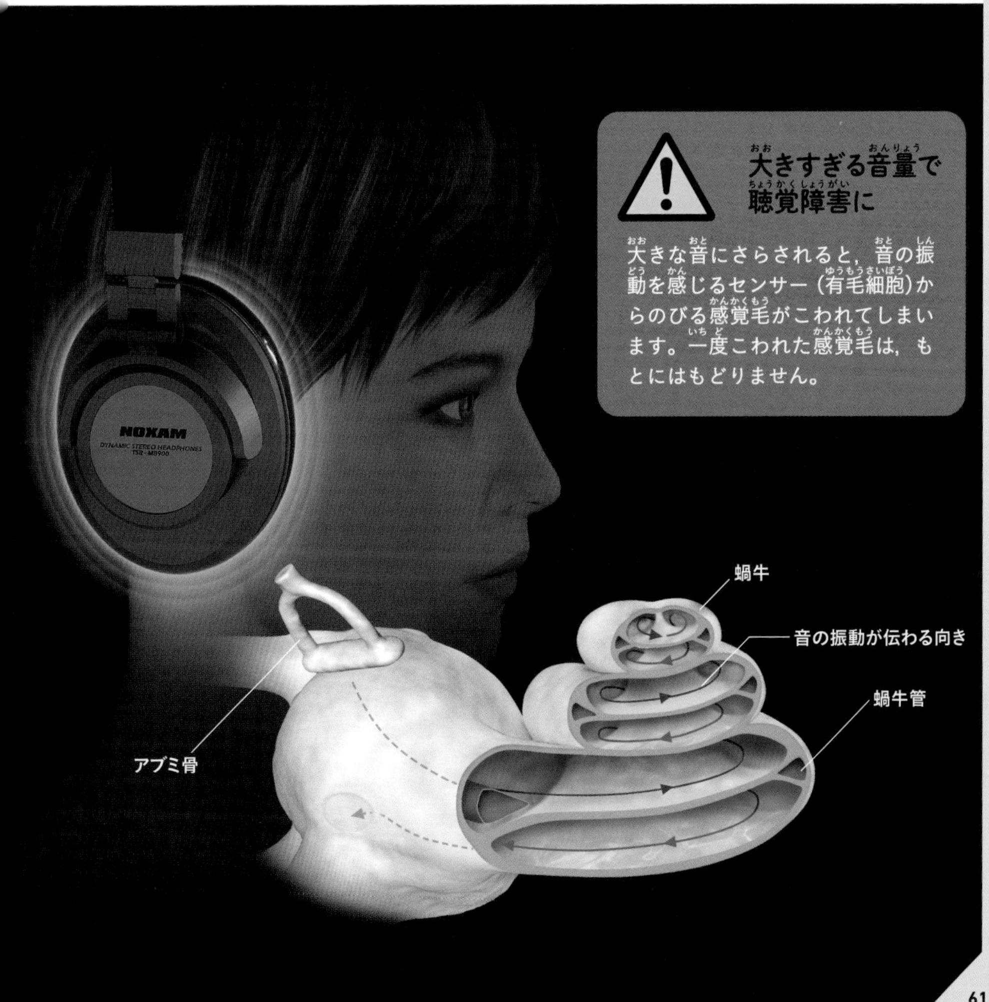

大《おお》きすぎる音量《おんりょう》で聴覚障害《ちょうかくしょうがい》に

大《おお》きな音《おと》にさらされると，音《おと》の振《しん》動《どう》を感《かん》じるセンサー（有毛細胞《ゆうもうさいぼう》）からのびる感覚毛《かんかくもう》がこわれてしまいます。一度《いちど》こわれた感覚毛《かんかくもう》は，もとにはもどりません。

突然《とつぜん》耳《みみ》が聞《き》こえなくなる『突発性難聴《とっぱつせいなんちょう》』

ストレスが原因《げんいん》とも考《かんが》えられている

ある日《ひ》突然《とつぜん》，耳《みみ》が聞《き》こえにくくなる「突発性難聴《とっぱつせいなんちょう》」の患《かん》者数《じゃすう》は，10年前《ねんまえ》の1.5倍《ばい》にふえているといいます。

発症《はっしょう》は一度《いちど》きりで，くりかえすことはないとされますが，発症後《はっしょうご》2週間以内《しゅうかんいない》をめやすに治療《ちりょう》しないと聴力《ちょうりょく》がもどりにくくなります。また，治療《ちりょう》しても完全《かんぜん》に聴力《ちょうりょく》がもどるのは3～4割《わり》とされ，厚生労《こうせいろう》働省《どうしょう》は突発性難聴《とっぱつせいなんちょう》を特定疾患《とくていしっかん》に指《し》定《てい》しています。

突発性難聴《とっぱつせいなんちょう》は，内耳《ないじ》にある有毛《ゆうもう》細胞《さいぼう》が傷《きず》つくことで発生《はっせい》すると考《かんが》えられています。有毛細胞《ゆうもうさいぼう》が傷《きず》つく原因《げんいん》は，明確《めいかく》にはわかっていませんが，内耳の血流障害によって有毛細胞に十分な量の酸素が送られないことや，ウイルスへの感染などが考えられています。内耳《ないじ》に異常《いじょう》がおこっているため，突発性《とっぱつせい》難聴《なんちょう》の際《さい》にはめまいや嘔吐《おうと》をともなうこともあります。

これまでの疫学調査《えきがくちょうさ》では，突発《とっぱつ》性難聴《せいなんちょう》とストレスとの関連《かんれん》も指摘《してき》されています。たとえば「睡眠不《すいみんふ》足《そく》，過労《かろう》，抑《よく》うつ状態《じょうたい》などの全身《ぜんしん》性《せい》のストレスが，複数《ふくすう》，同時《どうじ》に発《はっ》生《せい》した際《さい》に難聴《なんちょう》をきたすのではないか」とする報告《ほうこく》があります※。患《かん》者数《じゃすう》が25歳過《さいす》ぎから多《おお》くなり，50～60代《だい》でピークになることも，ストレスとの関連《かんれん》をうかがわせます。

※：Audiology Japan Vol. 55, No. 5 2012

自分《じぶん》では聞《き》こえにくさに気《き》づかないこともある

突発性難聴《とっぱつせいなんちょう》は早期《そうき》の治療《ちりょう》が重要《じゅうよう》ですが，片方《かたほう》の耳《みみ》だけ聞《き》こえが悪《わる》くなった場合《ばあい》には，難聴《なんちょう》に気《き》づきにくいこともあるので注意《ちゅうい》が必要《ひつよう》です。ほかの人《ひと》の問《と》いかけに気《き》づかず，「聞《き》こえていないの?」といわれてはじめて異常《いじょう》に気《き》づく場合《ばあい》もあります。

蝸牛内部《かぎゅうないぶ》の構造《こうぞう》と突発性難聴《とっぱつせいなんちょう》のメカニズム

突発性難聴《とっぱつせいなんちょう》は，血流障害《けつりゅうしょうがい》がおきて十分《じゅうぶん》な酸素《さんそ》が供給《きょうきゅう》されないこと（**1**）や，ウイルスに感染《かんせん》すること（**2**）などによって，有毛細胞《ゆうもうさいぼう》が傷《きず》つくことでおきると考《かんが》えられています。ただし，くわしいメカニズムはまだわかっていません。

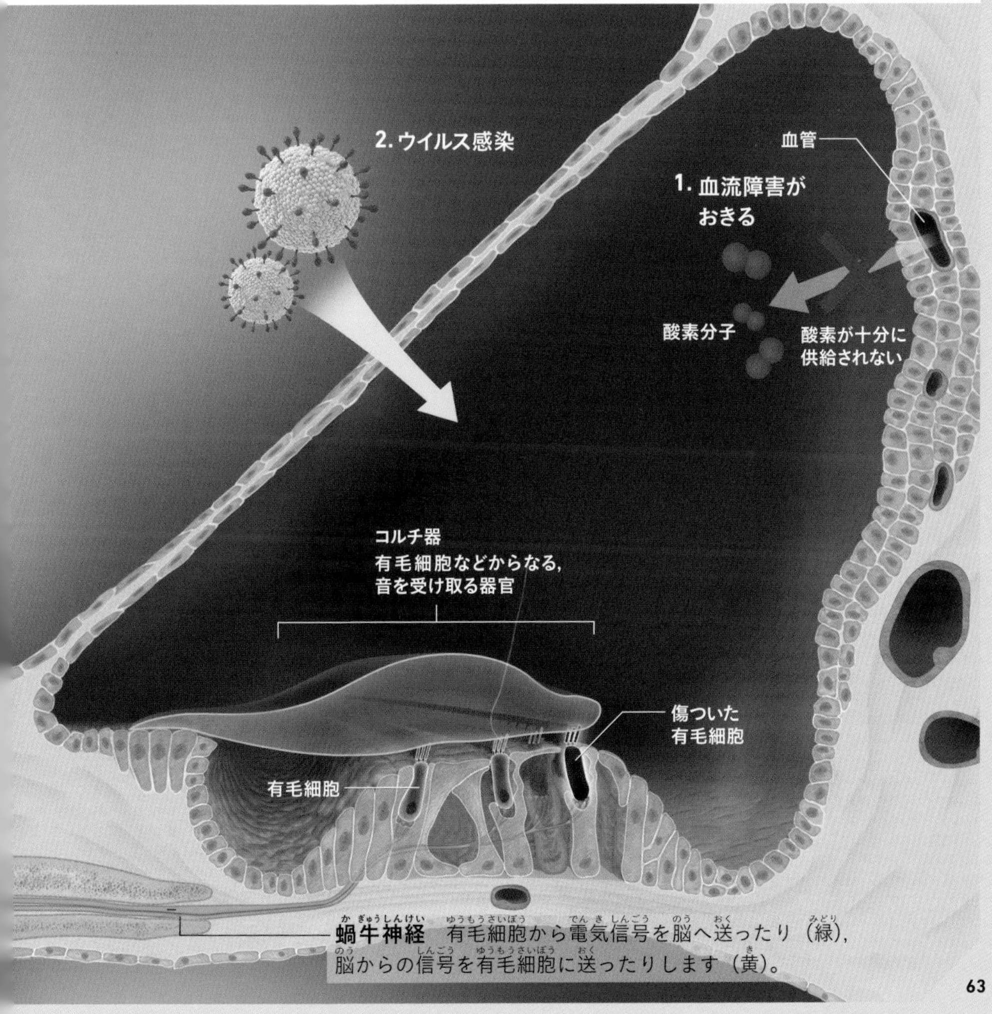

3

歯《は》と内臓《ないぞう》のトリセツ

私《わたし》たちが元気《げんき》に活動《かつどう》できるのは，食《た》べたものがきちんと消化《しょうか》され，体《からだ》に栄養《えいよう》が吸収《きゅうしゅう》されて，老廃物《ろうはいぶつ》を排出《はいしゅつ》するしくみが整《ととの》っているからです。3章《しょう》では，消化《しょうか》・吸収《きゅうしゅう》のしくみと，歯《は》や内臓《ないぞう》との正《ただ》しいつきあい方《かた》を紹《しょう》介《かい》します。

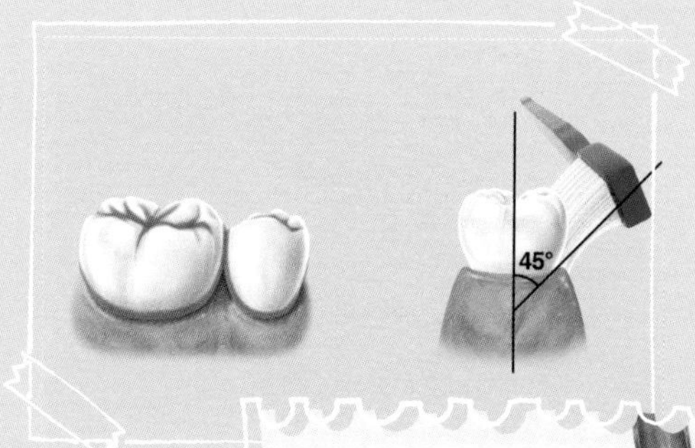
45°

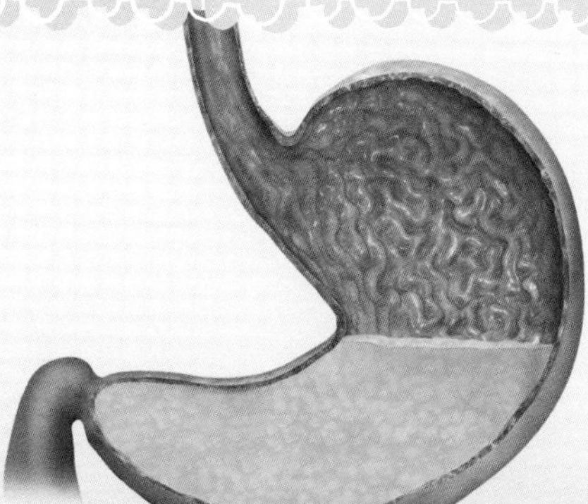

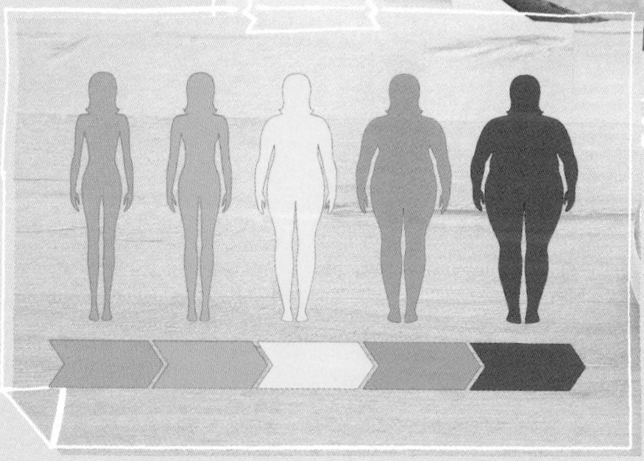

歯と内臓のトリセツ

口《くち》に入《い》れてから消化《しょうか》されるまでの長《なが》い道《みち》のり

消化器《しょうかき》の構造《こうぞう》と各部《かくぶ》の名前《なまえ》を知《し》ろう

私《わたし》たちの体《からだ》は，口《くち》に入《い》れた食《た》べ物《もの》を細《こま》かくしたり分解《ぶんかい》したりして，栄養素《えいようそ》を吸収《きゅうしゅう》できる形《かたち》に変《か》えています。その役割《やくわり》を果《は》たすのが，さまざまな「消化器《しょうかき》」です。

消化器《しょうかき》は，「口腔《こうくう》」「食道《しょくどう》」「胃《い》」「小腸《しょうちょう》」「大腸《だいちょう》」という，約《やく》10メートルもある曲《ま》がりくねった消化管《しょうかかん》と，消化液《しょうかえき》を分泌《ぶんぴつ》する「膵臓《すいぞう》」「胆嚢《たんのう》」「肝臓《かんぞう》」などからなります。

口《くち》でかみくだかれた食《た》べ物《もの》は，胃《い》でドロドロの状態《じょうたい》にされ，膵臓《すいぞう》や胆嚢《たんのう》，小腸《しょうちょう》からの消化液《しょうかえき》と混《ま》ざり合《あ》って分解《ぶんかい》が進《すす》み，小腸《しょうちょう》で栄養素《えいようそ》と水分《すいぶん》の多《おお》くが吸収《きゅうしゅう》されます。そして大腸《だいちょう》で便《べん》になります。

主《おも》に小腸《しょうちょう》で吸収《きゅうしゅう》された栄養素《えいようそ》は，肝臓《かんぞう》で化学的《かがくてき》な処理《しょり》がされたあと，肝臓《かんぞう》に貯蔵《ちょぞう》されたり，血液《けつえき》に乗《の》って全身《ぜんしん》へ運《はこ》ばれたりします。体内《たいない》の水分量《すいぶんりょう》は腎臓《じんぞう》によって管理《かんり》され，余分《よぶん》な水《みず》は尿《にょう》として排出《はいしゅつ》されます。

消化 食《た》べ物《もの》が各消化器《かくしょうかき》を通《とお》る所要時間《しょようじかん》

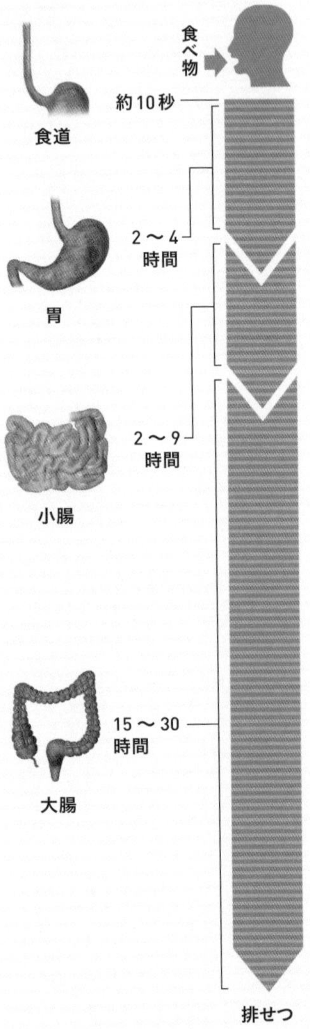

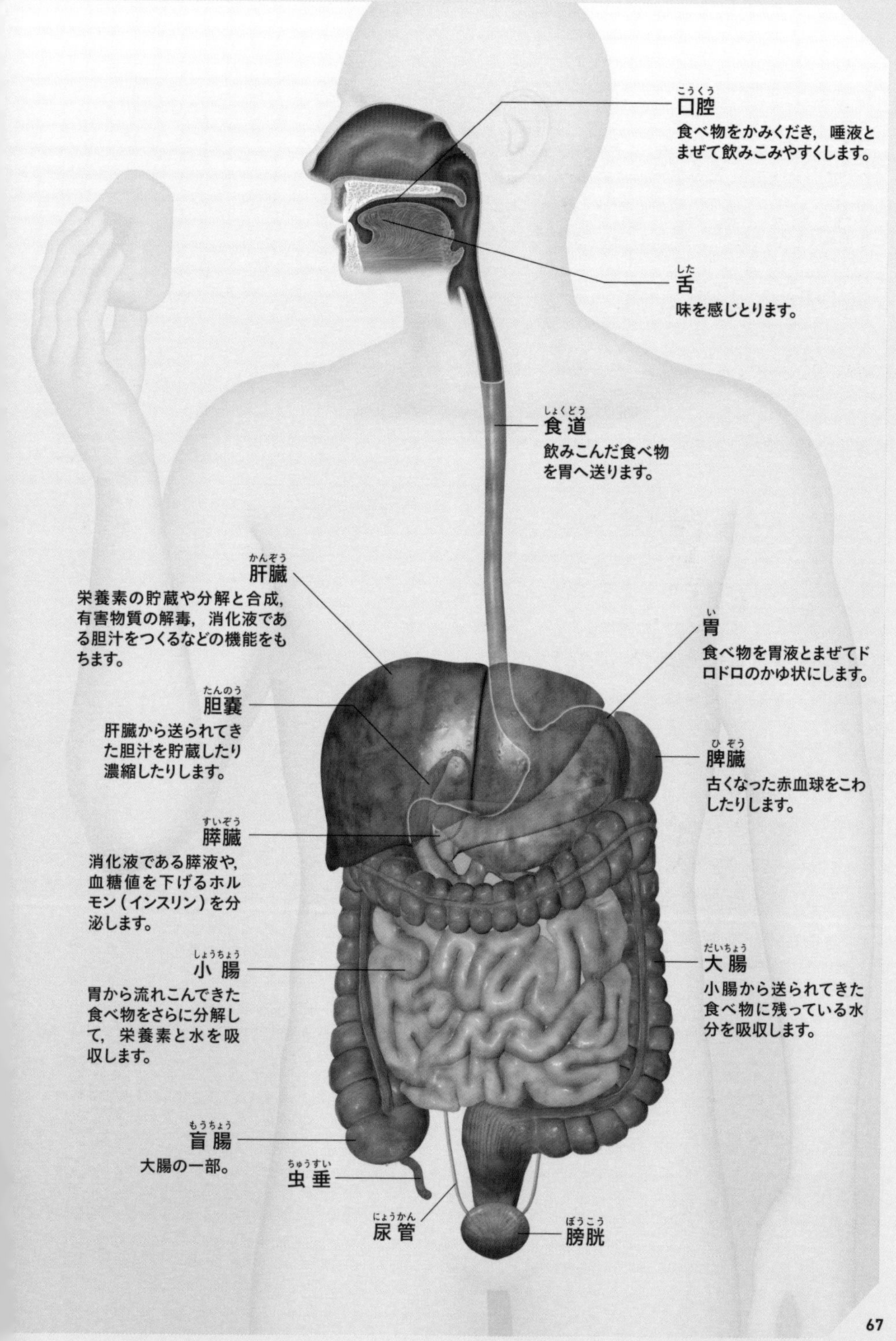
口腔《こうくう》
食べ物をかみくだき，唾液とまぜて飲みこみやすくします。
舌《した》
味を感じとります。
食道《しょくどう》
飲みこんだ食べ物を胃へ送ります。
肝臓《かんぞう》
栄養素の貯蔵や分解と合成，有害物質の解毒，消化液である胆汁をつくるなどの機能をもちます。
胃《い》
食べ物を胃液とまぜてドロドロのかゆ状にします。
胆嚢《たんのう》
肝臓から送られてきた胆汁を貯蔵したり濃縮したりします。
脾臓《ひぞう》
古くなった赤血球をこわしたりします。
膵臓《すいぞう》
消化液である膵液や，血糖値を下げるホルモン（インスリン）を分泌します。
小腸《しょうちょう》
胃から流れこんできた食べ物をさらに分解して，栄養素と水を吸収します。
大腸《だいちょう》
小腸から送られてきた食べ物に残っている水分を吸収します。
盲腸《もうちょう》
大腸の一部。
虫垂《ちゅうすい》
尿管《にょうかん》
膀胱《ぼうこう》

『唾液《だえき》』は，食《た》べ物《もの》がはじめて出《で》会《あ》う消化液《しょうかえき》

炭水化物《たんすいかぶつ》を分解《ぶんかい》したり，口《くち》の中《なか》を殺菌《さっきん》したりもする

口《くち》に入《い》れた食《た》べ物《もの》が，最初《さいしょ》に出《で》会《あ》う消化液《しょうかえき》が「唾液《だえき》」です。

唾液《だえき》は，1日《にち》におよそ1～1.5リットルも分泌《ぶんぴつ》されます。つねに一定量《いっていりょう》が出《で》ているわけではなく，食事《しょくじ》のときには通常《つうじょう》よりも多《おお》く，1分間《ふんかん》に4ミリリットルほど分泌《ぶんぴつ》されます。

唾液《だえき》は「唾液腺《だえきせん》」という器官《きかん》でつくられます（右《みぎ》の図《ず》）。口《くち》に食《た》べ物《もの》が入《はい》ったときの刺激《しげき》のほか，においにも反応《はんのう》して唾液《だえき》が出《で》ます。

歯《は》ですりつぶされた食《た》べ物《もの》は，唾《だ》液《えき》と混《ま》ぜ合《あ》わさることで食道《しょくどう》を通《とお》りやすくなります。唾液《だえき》に含《ふく》まれる粘《ねば》り気《け》のあるタンパク質《しつ》（ムチン）が，潤滑剤《じゅんかつざい》となるのです。

また，唾液《だえき》は「アミラーゼ」という消化酵素《しょうかこうそ》によって，ごはんやパンに多《おお》く含《ふく》まれる炭水化物《たんすいかぶつ》を分解《ぶんかい》します。ほかにも，歯《は》の間《あいだ》の食《た》べかすを洗《あら》い流《なが》す，殺菌作用《さっきんさよう》のあるタンパク質《しつ》で口《くち》の中《なか》を清潔《せいけつ》に保《たも》つなどのはたらきをします。

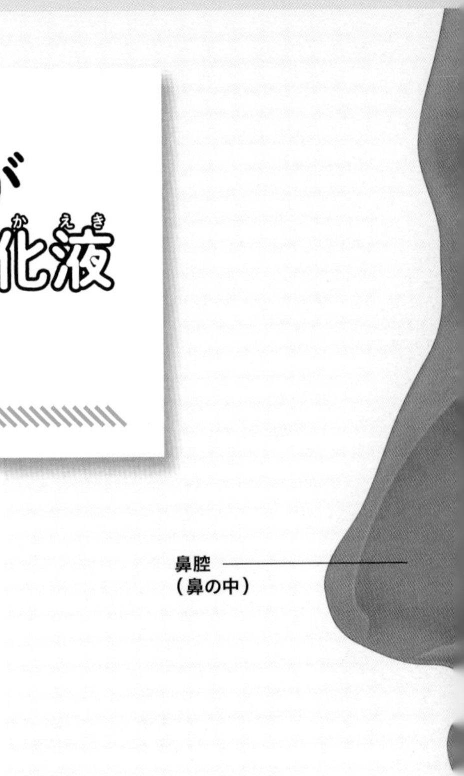

唾液《だえき》はほとんどが水分《すいぶん》

大《おお》きな唾液腺《だえきせん》は左右《さゆう》に三《みっ》つずつあります（耳下腺《じかせん》，顎下腺《がっかせん》，舌《ぜっ》下腺《かせん》）。唾液《だえき》は99.5％が水分《すいぶん》で，消化酵素《しょうかこうそ》や粘《ねば》り気《け》のあるタンパク質《しつ》などを含《ふく》んでいます。唾《だ》液腺《えきせん》によってタンパク質《しつ》の種類《しゅるい》と量《りょう》がことなり，これが粘性《ねんせい》のちがいとしてあらわれます。

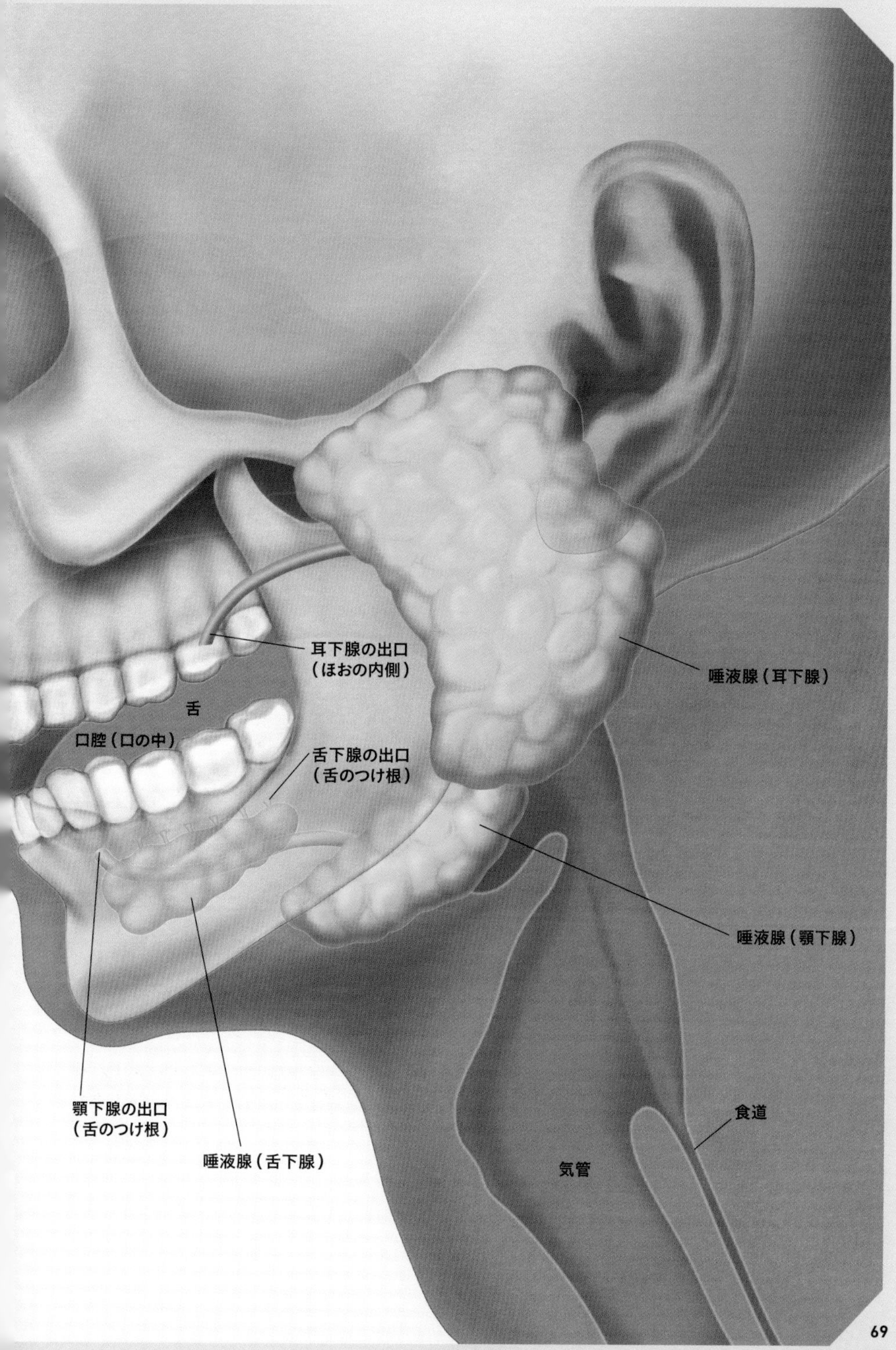
耳下腺の出口
（ほおの内側）
唾液腺（耳下腺）
舌
口腔（口の中）
舌下腺の出口
（舌のつけ根）
唾液腺（顎下腺）
顎下腺の出口
（舌のつけ根）
唾液腺（舌下腺）
食道
気管

「ダラダラ食《た》べ」は，むし歯《ば》につながる

むし歯菌《ばきん》をふやす原因《げんいん》になる

むし歯《ば》は，「ミュータンス菌《きん》」などの細菌《さいきん》（以下《いか》，むし歯《ば》菌《きん》）による感染症《かんせんしょう》です。では，口《くち》の中《なか》を徹底的《てっていてき》に除菌《じょきん》すればよいかというと，そうともいえません。口《くち》の中《なか》には，カビの発生《はっせい》を防《ふせ》ぐなど有用《ゆうよう》な細菌《さいきん》もいるからです。

実《じつ》は，生《う》まれたばかりの赤《あか》ちゃんの口《くち》に，むし歯菌《ばきん》はいません。乳《にゅう》歯《し》が生《は》えてくる1歳半《さいはん》～2歳半《さいはん》ごろ，親《おや》とスプーンや箸《はし》を共有《きょうゆう》することなどから感染《かんせん》すると考《かんが》えられています。

むし歯菌《ばきん》に感染《かんせん》しても，すぐむし歯《ば》になるわけではありません。**むし歯菌《ばきん》は，食事《しょくじ》などで口内《こうない》に入《はい》ってきた砂糖《さとう》を使《つか》って「歯垢《しこう》（プラーク）」をつくり，ここをすみかにして増殖《ぞうしょく》します。**歯垢《しこう》の中《なか》のむし歯菌《ばきん》は，食《た》べ物《もの》を分解《ぶんかい》して乳酸《にゅうさん》などの酸《さん》をつくりだします。この酸《さん》によって歯《は》を構成《こうせい》するカルシウムやリンがとけだし，むし歯《ば》となるのです（**1**）。

唾液《だえき》には，むし歯菌《ばきん》によって酸《さん》性《せい》に傾《かたむ》いた口内《こうない》を中性《ちゅうせい》にもどすはたらきがあります。さらに，唾液《だえき》中《ちゅう》にはカルシウムなどの無機質《むきしつ》が含《ふく》まれており，酸《さん》でとけた歯《は》を修《しゅう》復《ふく》します。この過程《かてい》を「再石灰化《さいせっかいか》」といい，初期《しょき》のむし歯《ば》なら再石灰《さいせっかい》化《か》でなおすことも可能《かのう》です（**2**）。

食《た》べるときによくかむと唾液《だえき》がたくさん分泌《ぶんぴつ》され，むし歯《ば》予防《よぼう》になります。また，口内《こうない》にフッ素《そ》があると再石灰化《さいせっかいか》がうながされるとともに，歯《は》の構造《こうぞう》が酸《さん》に対《たい》して強《つよ》くなり，むし歯《ば》になりにくくなるといいます。**一方《いっぽう》，食後《しょくご》も間食《かんしょく》をするなど，ダラダラと食《た》べつづけると，むし歯菌《ばきん》に歯垢《しこう》や酸《さん》をつくる材料《ざいりょう》をあたえつづけていることになり，むし歯《ば》になりやすくなります。**

睡眠中《すいみんちゅう》は唾液《だえき》の分泌量《ぶんぴつりょう》が減《へ》るので，寝《ね》る前《まえ》の歯《は》みがきは欠《か》かさないようにしましょう。フッ素配合《そはいごう》の歯《は》みがき剤《ざい》を使《つか》う際《さい》は，うがいの回数《かいすう》や水《みず》の量《りょう》は少《すく》なめにし，フッ素《そ》が口《くち》に残《のこ》るようにするとより効果的《こうかてき》です。

1. むし歯《ば》の形成《けいせい》

むし歯菌《ばきん》は，砂糖《さとう》を材料《ざいりょう》にネバネバした物質《ぶっしつ》（グルカン）をつくり，それを足場《あしば》に増殖《ぞうしょく》して歯垢《しこう》をつくります。歯垢中《しこうちゅう》のむし歯菌《ばきん》は砂糖《さとう》などを取《と》りこみ，酸《さん》を分《ぶん》泌《ぴつ》して歯《は》をとかします。

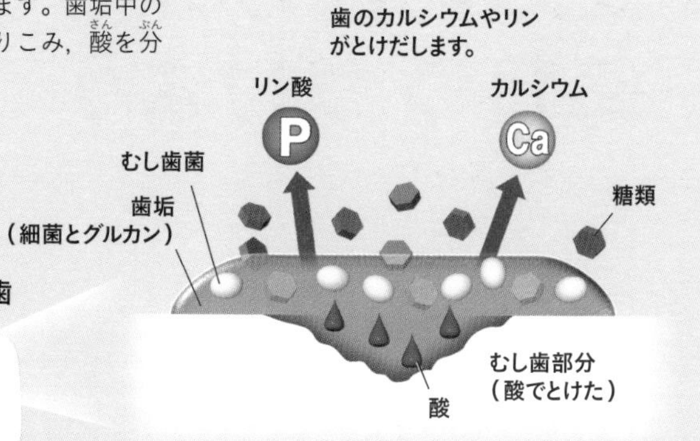

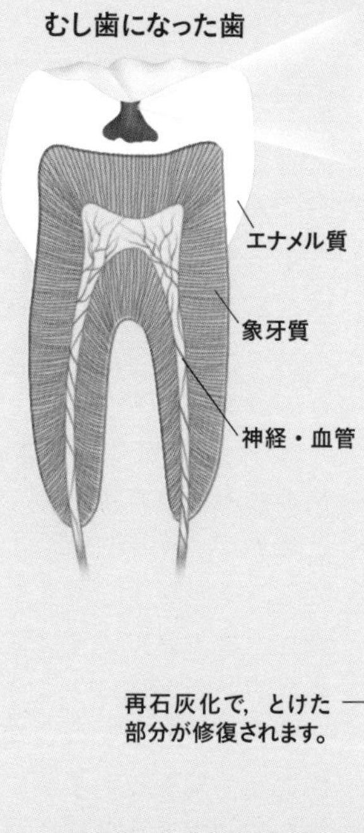

2. むし歯《ば》の修復《しゅうふく》

酸性《さんせい》に傾《かたむ》いた口内《こうない》は，唾液《だえき》によって中性《ちゅうせい》にもどります。また，唾液《だえき》は歯《は》のとけた部分《ぶぶん》を修復《しゅうふく》します（再石灰化《さいせっかいか》）。

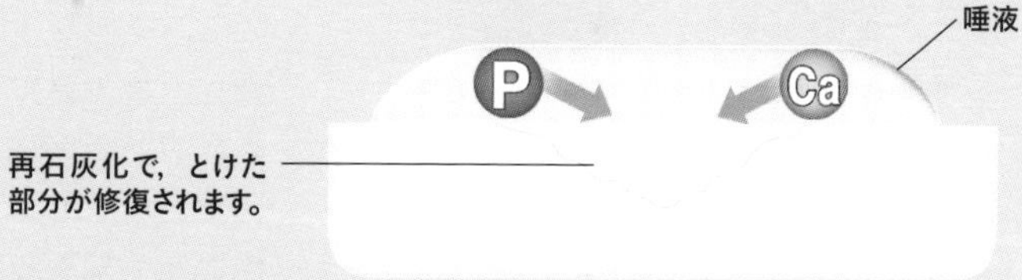

「早食《はやぐ》い」「ダラダラ食《ぐ》い」は，むし歯《ば》のもと

食《た》べ物《もの》をよくかむと唾液《だえき》がたくさん分泌《ぶんぴつ》され，むし歯予防《ばよぼう》になります。一方《いっぽう》，いつまでも食《た》べつづけていると，むし歯菌《ばきん》に“えさ”をあたえつづけることになります。食事《しょくじ》を終《お》えたらすみやかに歯《は》みがきをし，ダラダラ食《た》べるのはひかえましょう。

Column

コーヒーブレーク

正《ただ》しい歯《は》みがきを毎日《まいにち》つづけよう

口《くち》の中《なか》には，400 〜 700種類《しゅるい》もの細菌《さいきん》が住《す》み着《つ》いているといわれます。

歯《は》みがきを十分《じゅうぶん》にしていなかったり，細菌《さいきん》の“えさ”となる糖分《とうぶん》の多《おお》い食《た》べ物《もの》を食《た》べたままにしたりしていると，細菌《さいきん》がネバネバとした歯垢《しこう》をつくりだし，歯《は》の表面《ひょうめん》をおおいます。歯垢《しこう》は放置《ほうち》すると硬《かた》くなり，歯《は》みがきではとれない「歯石《しせき》」に変化《へんか》します。歯垢《しこう》や歯石《しせき》は細菌《さいきん》の温床《おんしょう》となり，そこで繁殖《はんしょく》した細菌《さいきん》が歯《は》ぐき（歯肉《しにく》）などに感染《かんせん》すると，「歯周病《ししゅうびょう》」が引《ひ》きおこされます。

実《じつ》は歯《は》を失《うしな》う原因《げんいん》の1位《い》はむし歯《ば》ではなく，歯周病《ししゅうびょう》です。歯周病《ししゅうびょう》は，さまざまな細菌《さいきん》が歯《は》ぐき（歯《し》肉《にく》）に感染《かんせん》することによっておきる炎症性《えんしょうせい》の病気《びょうき》です。放《ほお》っておくと，炎症《えんしょう》によって歯肉《しにく》や歯《は》を支《ささ》える骨《ほね》（歯槽骨《しそうこつ》）がとけていき，やがて歯《は》が抜《ぬ》けたり，抜歯《ばっし》せざるをえなくなったりします。

歯周病《ししゅうびょう》かどうかは，歯《は》と歯肉《しにく》の間《あいだ》の溝《みぞ》（歯周《ししゅう》ポケット）の深《ふか》さがめやすとなります。健康《けんこう》な場合《ばあい》は1〜2ミリメートルですが，炎症《えんしょう》によって歯肉《しにく》を含《ふく》む「歯周組織《ししゅうそしき》」が破壊《はかい》されると溝《みぞ》が深《ふか》くなり，4ミリメートルをこえると歯周病《ししゅうびょう》と診断《しんだん》されます。

歯周病《ししゅうびょう》を防《ふせ》ぐための基本《きほん》は毎《まい》日《にち》の歯《は》みがきです。歯《は》の表面《ひょうめん》は，歯《は》と歯肉《しにく》の境《さかい》に歯《は》ブラシの毛先《けさき》を45°になるように当《あ》て，弱《よわ》い力《ちから》で細《こま》かく振動《しんどう》させてみがきます。奥《おく》歯《ば》の裏側《うらがわ》も同様《どうよう》にみがき，前歯《まえば》の裏側《うらがわ》は歯《は》ブラシを縦《たて》に使用《しよう》します。歯《は》と歯《は》の間《あいだ》をみがく際《さい》には，デンタルフロス※と歯間《しかん》ブラシを使《つか》います。

歯周病《ししゅうびょう》は，歯《は》と歯肉《しにく》の溝《みぞ》から進《すす》みます。歯《は》をみがくときは，歯《は》ブラシが歯肉《しにく》に届《とど》いているかを，鏡《かがみ》できちんと確認《かくにん》しましょう。

※：歯と歯の間の歯垢をとるときに使う糸。

歯《は》みがきのポイント

歯周病《ししゅうびょう》を防《ふせ》ぐための基本《きほん》は毎日《まいにち》の歯《は》みがきです。下《した》に，歯《は》みがきのときに気《き》をつけるべきポイントをえがきました。歯《は》と歯《は》の間《あいだ》をみがく際《さい》には，デンタルフロスや歯間《しかん》ブラシを使《つか》うとよいでしょう。

歯垢《しこう》のたまりやすい場所《ばしょ》

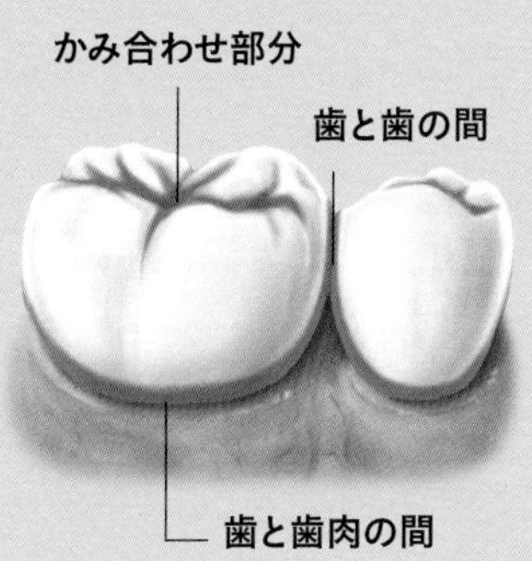

歯周《ししゅう》ポケットのみがき方《かた》

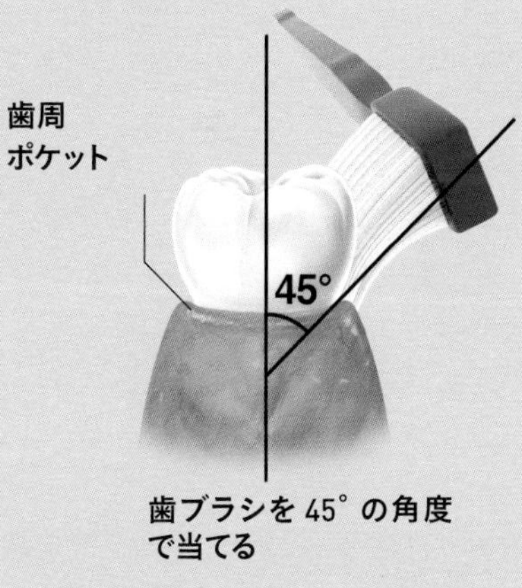

実《じつ》は全身《ぜんしん》をむしばむ『歯《し》周病《しゅうびょう》』

歯《し》周病《しゅうびょう》予防《よぼう》は，健康《けんこう》を守《まも》ることにつながる

歯《し》周病《しゅうびょう》（前《ぜん》ページ）がもたらすのは，歯《は》の問題《もんだい》にとどまりません。**歯《し》周病《しゅうびょう》は，全身《ぜんしん》の病気《びょうき》に関連《かんれん》していると考《かんが》えられています。**

たとえば重度《じゅうど》の歯《し》周病《しゅうびょう》は，血糖《けっとう》値《ち》を下《さ》げる「インスリン」というホルモンの効《き》きめを悪《わる》くするため，糖尿病《とうにょうびょう》を悪化《あっか》させます。また，歯《し》周病《しゅうびょう》は動脈硬化《どうみゃくこうか》を進行《しんこう》させ，心筋《しんきん》梗塞《こうそく》や狭心症《きょうしんしょう》のリスクを高《たか》めるといった報告《ほうこく》も数々《かずかず》あります[※1]。

重度《じゅうど》の歯《し》周病《しゅうびょう》と認知症《にんちしょう》との関連《かんれん》も示唆《しさ》されています。九州大学《きゅうしゅうだいがく》の研究《けんきゅう》チームは，歯《し》周病菌《しゅうびょうきん》などをマウスに投与《とうよ》したところ，アルツハイマー病患者《びょうかんじゃ》の脳《のう》に蓄積《ちくせき》していることが知《し》られる「アミロイドβ」というタンパク質《しつ》がつくられたと報告《ほうこく》しています[※2]。そのほか，関節《かんせつ》リウマチや脂肪肝《しぼうかん》，早産《そうざん》や低《てい》体重《たいじゅう》児《じ》出産《しゅっさん》など，歯《し》周病《しゅうびょう》はさまざまな健康問題《けんこうもんだい》に関係《かんけい》していると考《かんが》えられています。

これらの全身性《ぜんしんせい》の病気《びょうき》は，細菌《さいきん》が出《だ》した毒素《どくそ》や炎症性物質《えんしょうせいぶっしつ》などが，血流《けつりゅう》によって全身《ぜんしん》に運《はこ》ばれることでおきるのではないかと考《かんが》えられています。**適切《てきせつ》な歯《は》みがきや歯科医院《しかいいん》でのデンタルケアで歯周病を予防することは，全身《ぜんしん》の健康《けんこう》を守《まも》ることにもつながるのです。**

※1：J.Gen. Intern. Med., 23, 2079(2008).
※2：Journal of Alzheimer's Disease, 10.3233/JAD-190298

歯《し》周病《しゅうびょう》が全身《ぜんしん》に病気《びょうき》を引《ひ》きおこす

右《みぎ》にえがいた病気《びょうき》以外《いがい》にも，歯《し》周病《しゅうびょう》は誤嚥性肺炎《ごえんせいはいえん》，早産《そうざん》，低体重《ていたいじゅう》児《じ》出産《しゅっさん》など，さまざまな病気《びょうき》と関連《かんれん》することが知《し》られています。たかが歯《し》周病《しゅうびょう》とあなどらず，日々《ひび》のケアや定期的《ていきてき》な検査《けんさ》をおこたらないようにしましょう。

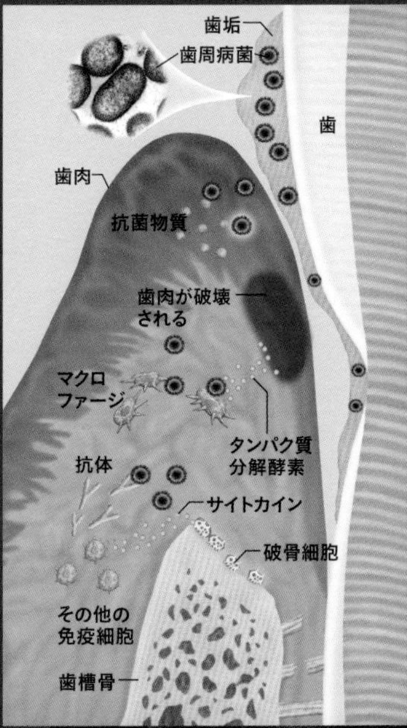

歯周病《ししゅうびょう》のメカニズム

歯周病菌《ししゅうびょうきん》は歯肉《しにく》の内部《ないぶ》に侵入《しんにゅう》して，歯肉《しにく》の細胞《さいぼう》を分解《ぶんかい》します。すると「マクロファージ」という免疫細胞《めんえきさいぼう》が歯周病菌《ししゅうびょうきん》を攻撃《こうげき》しますが，このとき歯肉《しにく》の細胞《さいぼう》も破壊《はかい》してしまいます。また，免疫細胞《めんえきさいぼう》が放出《ほうしゅつ》する「サイトカイン」という物質《ぶっしつ》は，歯《は》ぐきの骨《ほね》（歯槽骨《しそうこつ》）の破骨細胞《はこつさいぼう》（36ページ）を活性化《かっせいか》するため，免疫反応《めんえきはんのう》が長引《ながび》くと歯槽骨《しそうこつ》が減《へ》ってしまいます。

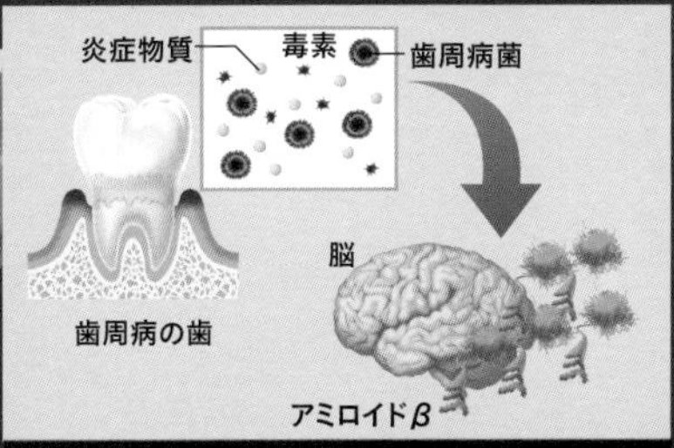

歯周病《ししゅうびょう》とアルツハイマー病《びょう》

歯周病菌《ししゅうびょうきん》や免疫細胞《めんえきさいぼう》が出《だ》す炎症物質《えんしょうぶっしつ》が，脳内《のうない》でアミロイドβを増加《ぞうか》させるといわれています。

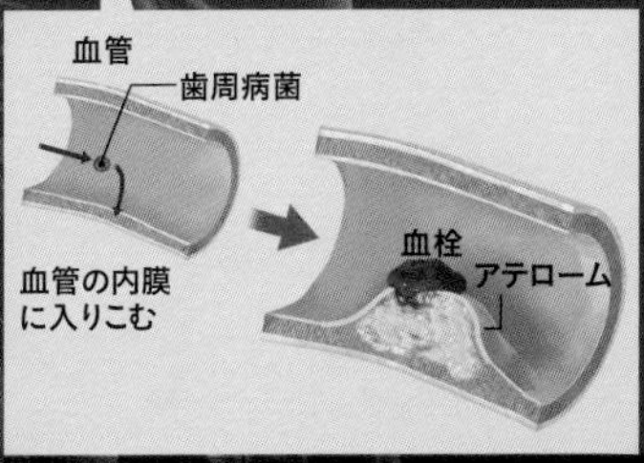

歯周病《ししゅうびょう》と動脈硬化《どうみゃくこうか》

歯周病菌《ししゅうびょうきん》を攻撃《こうげき》した免疫細胞《めんえきさいぼう》の死骸《しがい》などが血管壁《けっかんへき》にたまり，「アテローム」というコブができて動脈硬化《どうみゃくこうか》がおきます。

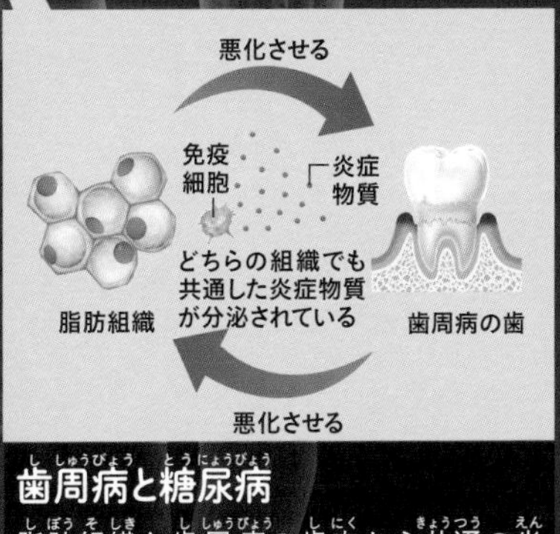

歯周病《ししゅうびょう》と糖尿病《とうにょうびょう》

脂肪組織《しぼうそしき》と歯周病《ししゅうびょう》の歯肉《しにく》から共通《きょうつう》の炎症物質《えんしょうぶっしつ》が放出《ほうしゅつ》され，たがいに悪化《あっか》させ合《あ》います。

ストレスから胃《い》のトラブルを防《ふせ》ぐには

消化《しょうか》を助《たす》ける胃酸《いさん》が なぜ胃《い》を傷《きず》つけてしまうのか

食《た》べ物《もの》をかきまぜる胃《い》の運動《うんどう》

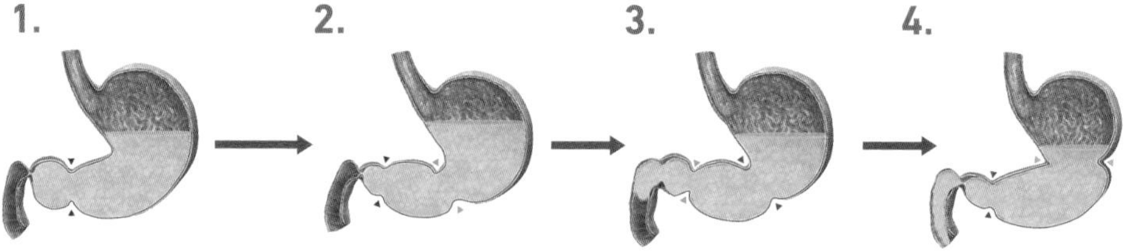

くびれが生《しょう》じる

胃《い》に食《た》べ物《もの》がたまると，「収縮輪《しゅうしゅくりん》」というくびれ（赤《あか》い三《さん》角形《かくけい》の位置《いち》）が生《しょう》じます。

中身《なかみ》が逆流《ぎゃくりゅう》する

1のくびれは，胃《い》の出《で》口《ぐち》へ移動《いどう》します。出口《でぐち》は閉《と》じているので，食《た》べ物《もの》は入《い》り口側《ぐちがわ》へ逆《ぎゃく》流《りゅう》して，新《あら》たなくびれ（青《あお》）も生《しょう》じます。

十二指腸《じゅうにしちょう》へ排出《はいしゅつ》

2で生《しょう》じたくびれが，胃《い》の出口《でぐち》へ移動《いどう》します（青《あお》）。出口《でぐち》が開《あ》き，中身《なかみ》が十二指腸《じゅうにしちょう》へしぼりだされます。また，新《あら》たなくびれも生《しょう》じます（紫《むらさき》）。

かくはんがつづく

1〜3をくりかえして，胃《い》の中身《なかみ》は少《すこ》しずつ排《はい》出《しゅつ》されます。

胃《い》の構造《こうぞう》と運動《うんどう》

右《みぎ》ページは，食《た》べ物《もの》が入《はい》ってふくらんだときの胃《い》の構造《こうぞう》です。左《ひだり》ページには，胃《い》の運動《うんどう》（蠕動運動《ぜんどううんどう》）によって胃《い》の中《なか》の食《た》べ物《もの》がかきまぜられるしくみを示《しめ》しました。

胃《い》は，食《た》べ物《もの》をドロドロのかゆ状《じょう》にし，一時的《いちじてき》にためる袋状《ふくろじょう》の臓器《ぞうき》です。空腹時《くうふくじ》には0.05リットル（50cc）ほどの容積《ようせき》が，食《た》べ物《もの》が入《はい》ると1.2～1.6リットルほどにまでふえます。そして筋肉《きんにく》をのびちぢみさせて，食《た》べ物《もの》と「胃液《いえき》」をかきまぜます。

胃液《いえき》の主《おも》な成分《せいぶん》は，胃酸《いさん》と消化酵《しょうかこう》素《そ》の「ペプシン」です。胃酸《いさん》はpH1～2という強《つよ》い酸性《さんせい》の液体《えきたい》で，食《た》べ物《もの》をやわらかくしたり殺菌《さっきん》したりします。一方《いっぽう》ペプシンは，タンパク質《しつ》の分子《ぶんし》を短《みじか》く切断《せつだん》して，アミノ酸《さん》に分解《ぶんかい》します。

胃《い》の内側《うちがわ》の粘膜《ねんまく》は通常《つうじょう》，胃酸《いさん》を中《ちゅう》和《わ》する成分《せいぶん》を含《ふく》んだ粘液《ねんえき》でおおわれ，保護《ほご》されています。**しかし，胃《い》はストレスに弱《よわ》く，緊張《きんちょう》や不安《ふあん》などがつづくと胃《い》を守《まも》る粘液《ねんえき》の分泌量《ぶんぴつりょう》が減《へ》ってしまい，胃酸《いさん》で胃《い》の壁《かべ》が傷《きず》つけられることがあります。**これが「胃潰《いかい》瘍《よう》」です。胃《い》の健康《けんこう》のためにも，ストレスをためないようにしましょう。

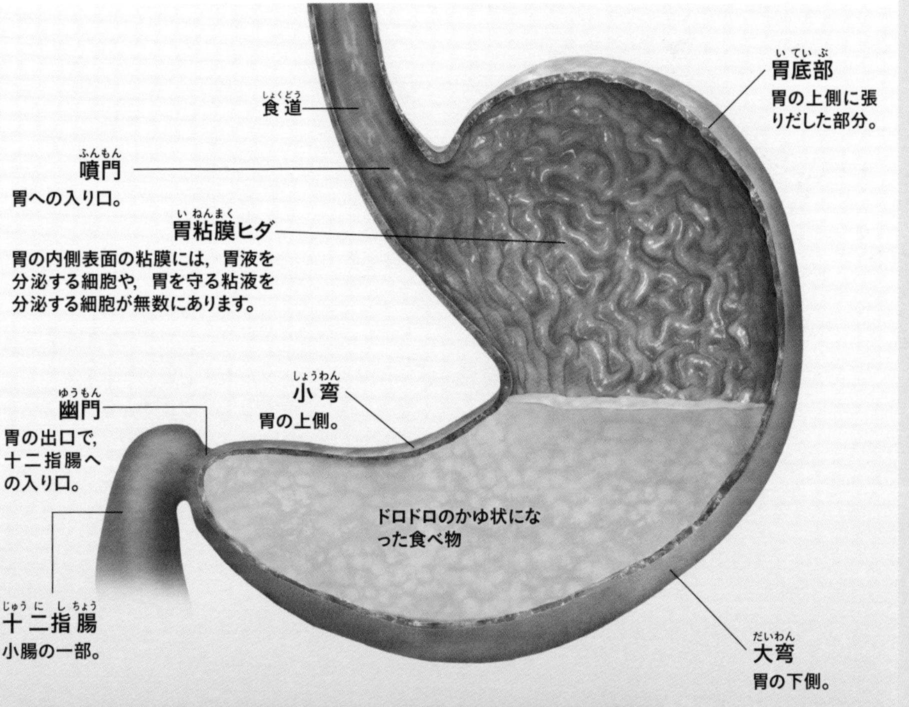

胃酸《いさん》が胃《い》の壁《かべ》を傷《きず》つける

緊張《きんちょう》や不安《ふあん》がつづくと，胃《い》を守《まも》る粘液《ねんえき》の分泌《ぶんぴつ》が減《へ》ってしまいます。そのため胃酸《いさん》で胃《い》の壁《かべ》が傷《きず》ついてしまい，胃潰瘍《いかいよう》になるのです。

胃《い》がんのリスクを5倍以上《ばいいじょう》にする「ピロリ菌《きん》」

感染《かんせん》の有無《うむ》は検査《けんさ》でわかる

胃《い》の中《なか》に「ピロリ菌《きん》」がすみついていると，胃潰瘍《いかいよう》や慢《まん》性的《せいてき》な胃炎《いえん》，胃《い》がんなどを引《ひ》きおこしやすくなります。ピロリ菌《きん》は土壌《どじょう》などに生息《せいそく》し，衛生管理《えいせいかんり》の行《ゆ》き届《とど》いていない水《みず》や食《た》べ物《もの》を介《かい》して感染《かんせん》します。日本《にほん》では高齢《こうれい》ほど感染《かんせん》している率《りつ》が高《たか》く，70代《だい》で約《やく》60％，50代《だい》で約《やく》40％，30代《だい》で約《やく》10％となっています。

ピロリ菌《きん》は胃《い》の強《つよ》い酸性環境《さんせいかんきょう》の中《なか》でも生《い》きつづけ，胃粘膜《いねんまく》の組織《そしき》を萎縮《いしゅく》・変性《へんせい》させます。放《ほお》っておくと胃潰瘍《いかいよう》から慢性的《まんせいてき》な胃炎《いえん》に移《い》行《こう》し，さらに一部《いちぶ》は胃《い》がんへと進《すす》みます。

疫学的《えきがくてき》な調査《ちょうさ》では，胃《い》がんの人《ひと》の約《やく》94％からピロリ菌《きん》がみつかっており，ピロリ菌《きん》の感染《かんせん》によって胃《い》がんのリスクが約《やく》5倍《ばい》も高《たか》くなることがわかっています。

胃《い》にピロリ菌《きん》がいるかどうかは，検査《けんさ》を行《おこな》うことでわかります。ピロリ菌陽性《きんようせい》の場合《ばあい》には，薬《くすり》で除菌《じょきん》する治療《ちりょう》を受《う》けることがすすめられています。なお，ピロリ菌《きん》に感《かん》染《せん》するのは幼少期《ようしょうき》だけなので，除《じょ》菌《きん》が完了《かんりょう》すれば再度感染《さいどかんせん》することはないと考《かんが》えられています。

50代《だい》以上《いじょう》の人《ひと》はピロリ菌《きん》の検査《けんさ》を

検査《けんさ》で陽性《ようせい》と診断《しんだん》されたら，除菌治療《じょきんちりょう》を受《う》けましょう。内視鏡検査《ないしきょうけんさ》などで慢性胃炎《まんせいいえん》と診断《しんだん》され，かつピロリ菌《きん》陽性《ようせい》だった場合《ばあい》には，除菌《じょきん》に保険《ほけん》が適用《てきよう》されます。

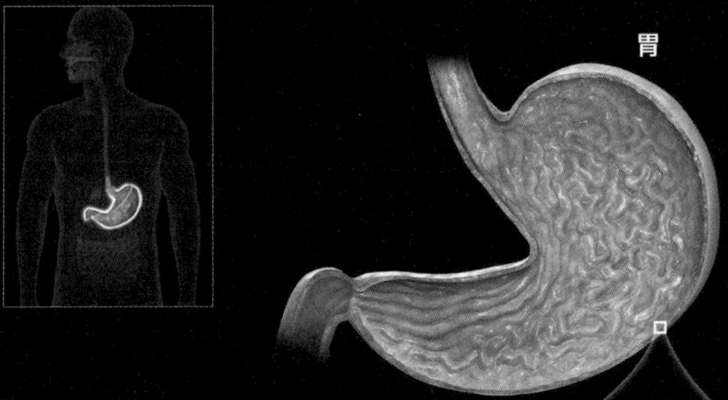

1.

胃《い》の粘膜《ねんまく》の細胞《さいぼう》は，「タイトジャンクション」とよばれる構造《こうぞう》をもちます。この構造《こうぞう》の維持《いじ》に重要《じゅうよう》なのが「PAR1」というタンパク質《しつ》です。しかし，ピロリ菌《きん》が出《だ》す「CagA」というタンパク質《しつ》は，PAR1と結合《けつごう》するとタイトジャンクションを消失《しょうしつ》させます。その結果《けっか》，胃炎《いえん》や胃潰瘍《いかいよう》になります。

2.

PAR1と結合《けつごう》したCagAが「SHP2」というタンパク質《しつ》に結合《けつごう》すると，SHP2が活性化《かっせいか》します。SHP2は細胞分裂《さいぼうぶんれつ》にかかわるタンパク質《しつ》で，細胞《さいぼう》が異常分裂《いじょうぶんれつ》をおこしやすくなり，がん化《か》がうながされます。

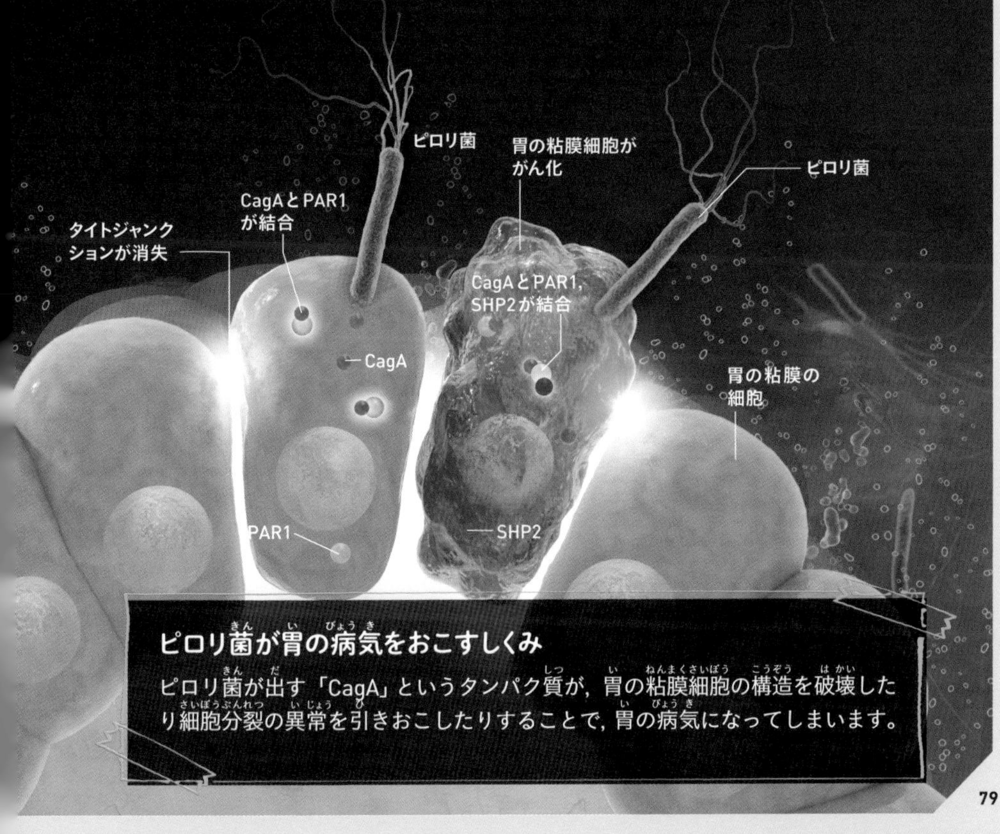

ピロリ菌《きん》が胃《い》の病気《びょうき》をおこすしくみ

ピロリ菌《きん》が出《だ》す「CagA」というタンパク質《しつ》が，胃《い》の粘膜細胞《ねんまくさいぼう》の構造《こうぞう》を破壊《はかい》したり細胞分裂《さいぼうぶんれつ》の異常《いじょう》を引《ひ》きおこしたりすることで，胃《い》の病気《びょうき》になってしまいます。

歯と内臓のトリセツ

下痢《げり》や便秘《べんぴ》は，なぜおきる？

小腸《しょうちょう》・大腸《だいちょう》のしくみを知《し》ろう

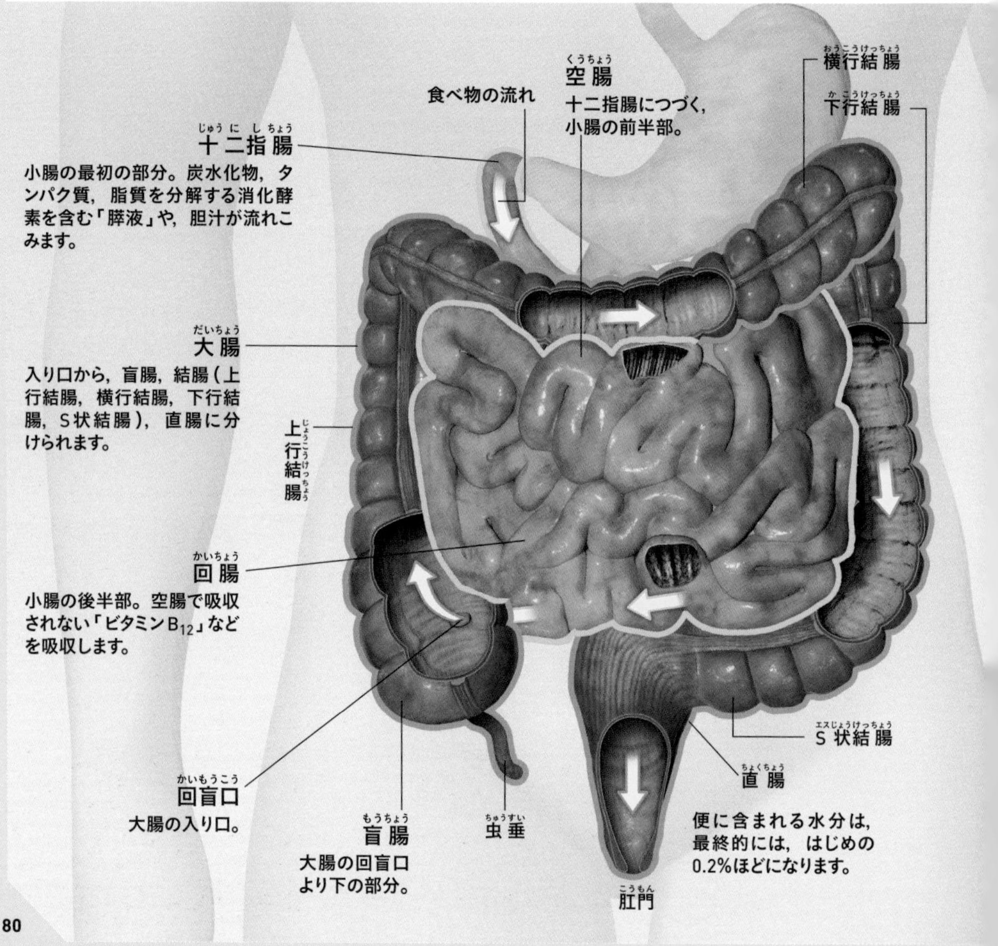

小《しょう》腸《ちょう》は，食《た》べ物《もの》に含《ふく》まれる栄養《えいよう》素《そ》を吸収《きゅうしゅう》する大事《だいじ》な器官《きかん》です。「十二指腸《じゅうにしちょう》」「空腸《くうちょう》」「回腸《かいちょう》」の三《みっ》つの部分《ぶぶん》からなり，総延長《そうえんちょう》は約《やく》6メートルにもなります※。

小腸《しょうちょう》の内側《うちがわ》にはたくさんのヒダがあり，ヒダの表面《ひょうめん》は「絨毛《じゅうもう》」という高《たか》さ1ミリメートル程度《ていど》の突起《とっき》でおおわれています。そのため，小腸《しょうちょう》の内《ない》部《ぶ》の表面積《ひょうめんせき》は，約《やく》200平方《へいほう》メートルにもなります。**表面積《ひょうめんせき》をふやすことで，食《た》べ物《もの》からの栄養素《えいようそ》を効率《こうりつ》よく吸収《きゅうしゅう》できます。**

小腸《しょうちょう》は，蠕動運動《ぜんどううんどう》によって食《た》べ物《もの》を送《おく》りだすだけでなく，腸管《ちょうかん》を太《ふと》くしたり細《ほそ》くしたりといった複雑《ふくざつ》な運動《うんどう》をして食《た》べ物《もの》をかきまぜ，ときには後退《こうたい》させます。そして食《た》べ物《もの》に含《ふく》まれる栄養素《えいようそ》と8割《わり》ほどの水分《すいぶん》を吸収《きゅうしゅう》し，大腸《だいちょう》へ送《おく》ります。

大腸《だいちょう》は，食《た》べ物《もの》に残《のこ》った水分《すいぶん》をさらに吸収《きゅうしゅう》して，便《べん》をつくる器官《きかん》です。その長《なが》さは，約《やく》1.5メートルほどです。

※生体内では，筋肉によってちぢみ，約3メートルほどになっています。

自律神経《じりつしんけい》が腸《ちょう》の活動《かつどう》を左右《さゆう》する

腸《ちょう》の活動《かつどう》は，「自律神経《じりつしんけい》（132ページ）」によってコントロールされています。自律神経《じりつしんけい》には「副交感神経《ふくこうかんしんけい》」と「交感神経《こうかんしんけい》」があり，副交感神経《ふくこうかんしんけい》がはたらくと消化液《しょうかえき》がたくさん出《で》て，腸《ちょう》の運動《うんどう》が活発化《かっぱつか》します。交感神経《こうかんしんけい》はその逆《ぎゃく》です。

生活《せいかつ》の乱《みだ》れや強《つよ》いストレスによって自律神経《じりつしんけい》のバランスがくずれると，腸《ちょう》の活動《かつどう》を適切《てきせつ》に調整《ちょうせい》できなくなり，便秘《べんぴ》や下痢《げり》につながります。

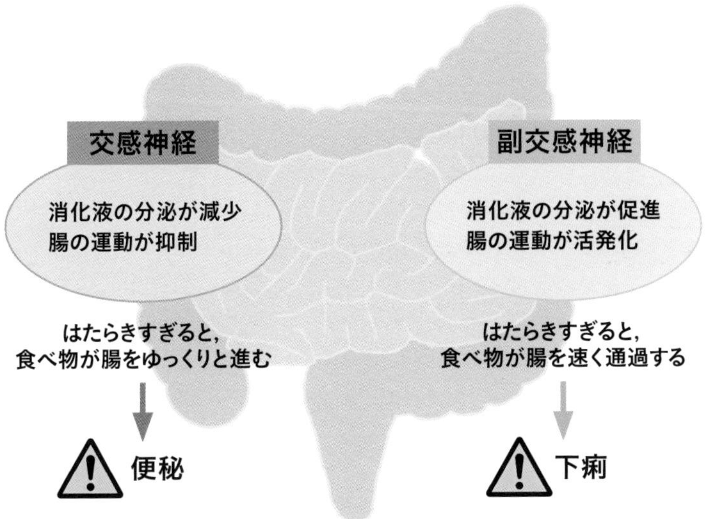

“善《ぜん》”と“悪《あく》”が共存《きょうぞん》する『腸内細菌《ちょうないさいきん》』

およそ100兆個《ちょうこ》も生息《せいそく》している

健《けん》康《こう》なヒトの腸《ちょう》には，約《やく》1000種《しゅ》類《るい》，100兆個《ちょうこ》もの細菌《さいきん》が生息《せいそく》しているとされます。これらは「腸内細《ちょうないさい》菌叢《きんそう》（腸内《ちょうない》フローラ）」という集団《しゅうだん》をつくって相互作用《そうごさよう》しつつ，人体《じんたい》にさまざまな影響《えいきょう》をおよぼしています。

たとえば，「口《くち》から運《はこ》ばれた病原《びょうげん》菌《きん》の侵入《しんにゅう》を防《ふせ》ぐ」「人体《じんたい》に有用《ゆうよう》なビタミンやタンパク質《しつ》を合成《ごうせい》する」「免疫系《めんえきけい》を活性化《かっせいか》させる※」などです。

腸内細菌《ちょうないさいきん》は，人体《じんたい》によい作用《さよう》をもたらす「善玉菌《ぜんだまきん》」，悪《わる》い作用《さよう》をもたらす「悪玉菌《あくだまきん》」，どちらにも作用《さよう》しうる「日和見菌《ひよりみきん》」の3種類《しゅるい》に分《わ》けられます。**ただし，悪玉菌《あくだまきん》や日和見菌《ひよりみきん》が消滅《しょうめつ》して善玉菌《ぜんだまきん》だけになればよいというわけではなく，善玉菌《ぜんだまきん》が優位《ゆうい》ながらも，ほかの2種類《しゅるい》もバランスよく存在《そんざい》していることが重要《じゅうよう》です**。そのバランスは，国《くに》や食事内容《しょくじないよう》，個人《こじん》による差《さ》が大《おお》きいことがわかっています。

※：Immunology 16 January 2018 https://doi.org/10.1111/imm.12896

ヒトと共生《きょうせい》するさまざまな微生物《びせいぶつ》

胃《い》や腸《ちょう》，皮膚《ひふ》などに存在《そんざい》する菌《きん》や細菌《さいきん》の一部《いちぶ》を示《しめ》しました。このほかにも，ヒトの体《からだ》にはさまざまな菌《きん》や細《さい》菌《きん》が住《す》みついています。

皮膚《ひふ》に住《す》む主《おも》な常在菌《じょうざいきん》

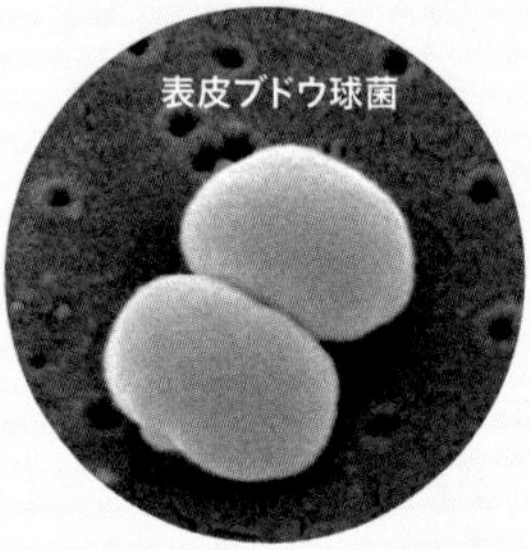

腸《ちょう》に住《す》む主《おも》な常在菌《じょうざいきん》

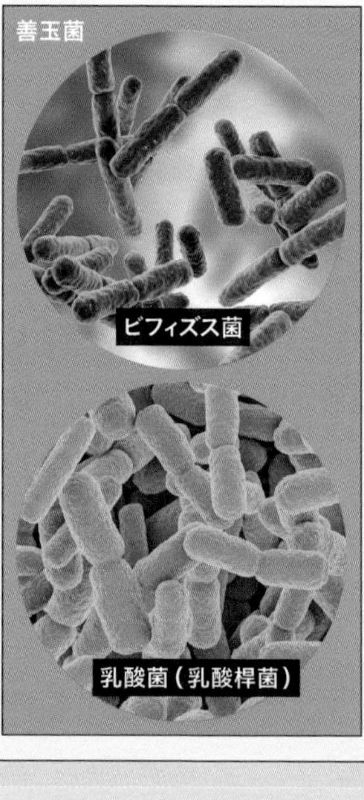

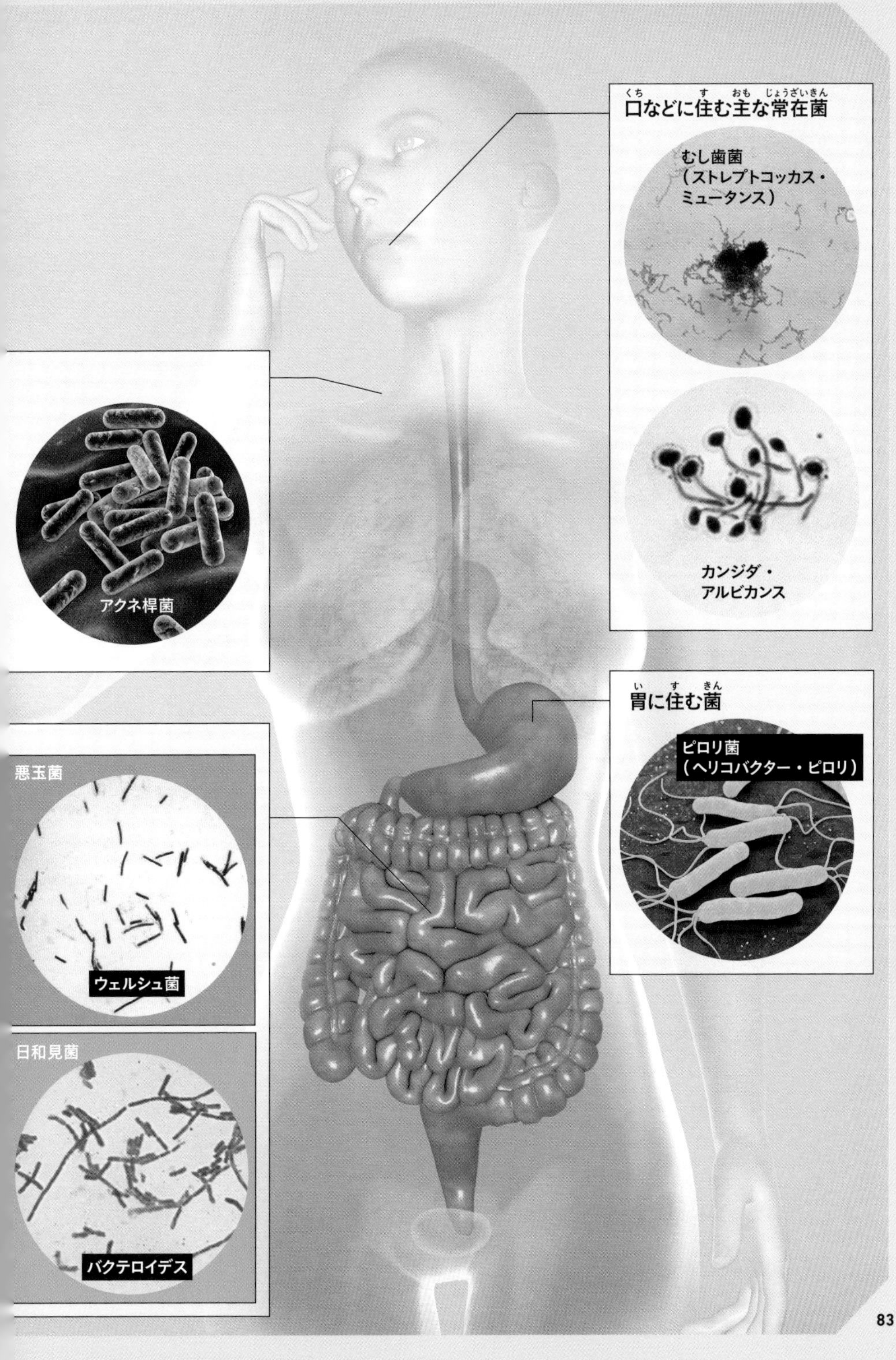
口《くち》などに住《す》む主《おも》な常在菌《じょうざいきん》
むし歯菌
（ストレプトコッカス・
ミュータンス）
カンジダ・
アルビカンス
アクネ桿菌
胃《い》に住《す》む菌《きん》
ピロリ菌
（ヘリコバクター・ピロリ）
悪玉菌
ウェルシュ菌
日和見菌
バクテロイデス

肝臓《かんぞう》は，人体《じんたい》で最大《さいだい》の“化学工場《かがくこうじょう》”

有害物質《ゆうがいぶっしつ》を分解《ぶんかい》するなど 500以上《いじょう》の化学反応《かがくはんのう》がおきている

肝《かん》臓《ぞう》は，栄養素《えいようそ》の貯蔵《ちょぞう》や分解《ぶんかい》・合成《ごうせい》，有害物質《ゆうがいぶっしつ》の無害化《むがいか》など，たくさんのはたらきをもつ，人体《じんたい》の中《なか》では最大重量《さいだいじゅうりょう》の臓器《ぞうき》です。

腸《ちょう》で吸収《きゅうしゅう》された栄養素《えいようそ》は，消化管《しょうかかん》と肝臓《かんぞう》をつなぐ「門脈《もんみゃく》」という血管《けっかん》を通《とお》って，肝臓《かんぞう》へ送《おく》られ，体《からだ》の各部《かくぶ》で利用《りよう》しやすい形《かたち》や，貯蔵《ちょぞう》しやすい形《かたち》にされます。たとえば，ブドウ糖《とう》などは「グリコーゲン」に変換《へんかん》されて貯蔵《ちょぞう》されます。そして必要《ひつよう》に応《おう》じてまたブドウ糖《とう》に分解《ぶんかい》されて，全身《ぜんしん》に送《おく》りだされます。こうして肝臓《かんぞう》は，血液中《けつえきちゅう》につねに一定量《いっていりょう》の糖分《とうぶん》を供《きょう》給《きゅう》しているのです。

また肝臓《かんぞう》には，アルコールやニコチン，老廃物《ろうはいぶつ》のアンモニアなどの有《ゆう》害《がい》な物質《ぶっしつ》を無害《むがい》な物質《ぶっしつ》に分解《ぶんかい》するはたらきもあります。分解《ぶんかい》された物質《ぶっしつ》は，胆汁《たんじゅう》として胆嚢《たんのう》へ送《おく》られます。**肝《かん》臓《ぞう》では，500種以上《しゅいじょう》の化学反応《かがくはんのう》がおきているといわれます。**

肝静脈《かんじょうみゃく》
肝臓から心臓へ血液を送る血管。

右葉《うよう》

固有肝動脈《こゆうかんどうみゃく》
肝臓自体の活動に必要な酸素や栄養素を多く含んだ血液を肝臓に送る血管。

総肝管《そうかんかん》
肝臓でつくられた胆汁を集めて胆嚢へ送る管。

胆嚢《たんのう》
肝臓から送られてきた胆汁を貯蔵・濃縮します。

門脈《もんみゃく》
胃，小腸や大腸，膵臓，胆嚢，脾臓からの血液を集めて肝臓へ送る血管。

上腸間膜静脈《じょうちょうかんまくじょうみゃく》
小腸や，大腸の前半部分などから門脈へつながる血管。

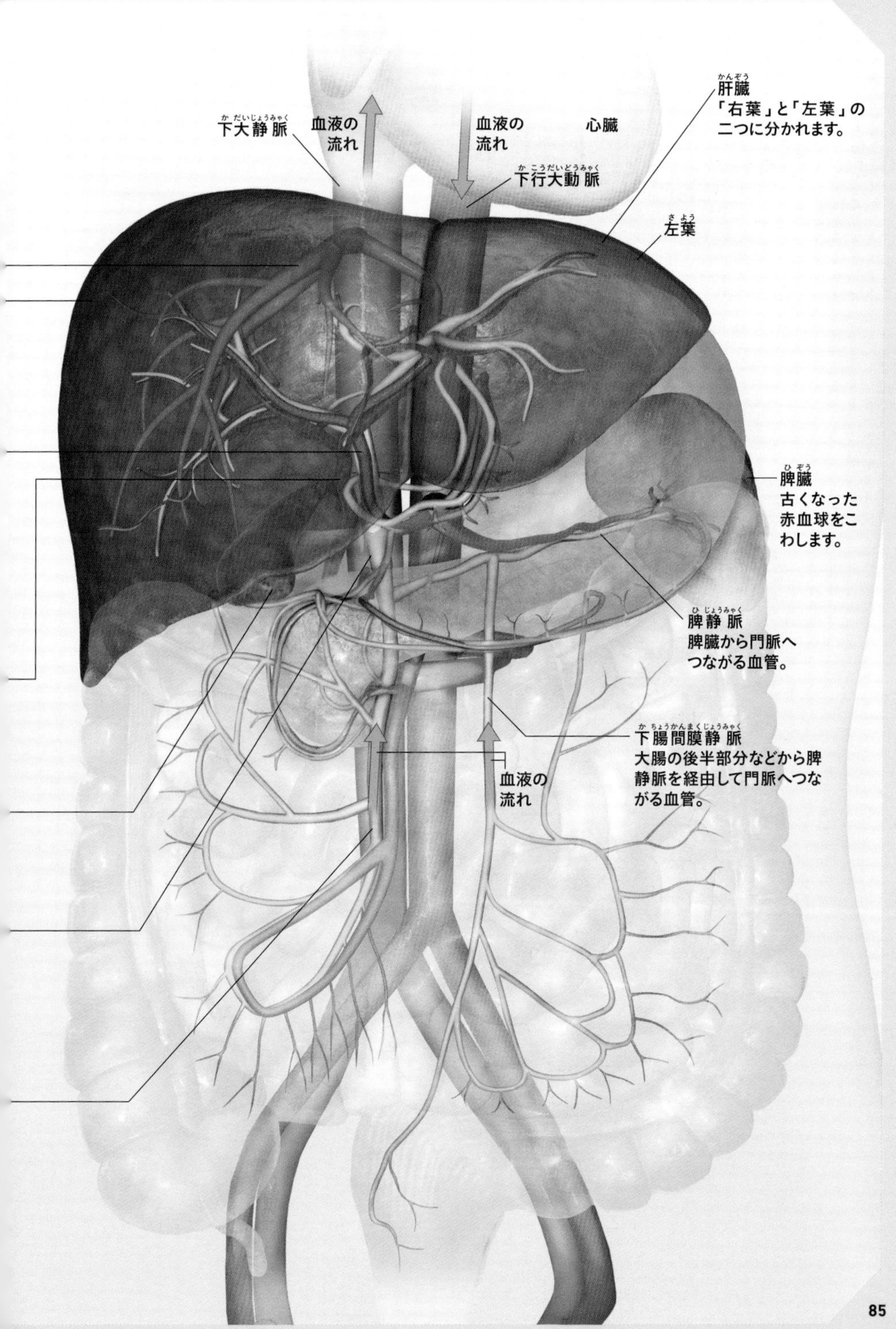
下大静脈《かだいじょうみゃく》
血液の
流れ
血液の
流れ
心臓
下行大動脈《かこうだいどうみゃく》
肝臓《かんぞう》
「右葉」と「左葉」の
二つに分かれます。
左葉《さよう》
脾臓《ひぞう》
古くなった
赤血球をこ
わします。
脾静脈《ひじょうみゃく》
脾臓から門脈へ
つながる血管。
下腸間膜静脈《かちょうかんまくじょうみゃく》
大腸の後半部分などから脾
静脈を経由して門脈へつな
がる血管。
血液の
流れ

肝臓《かんぞう》の病気《びょうき》は自覚症状《じかくしょうじょう》が出《で》にくい

そのため，「沈黙《ちんもく》の臓器《ぞうき》」とよばれている

肝臓《かんぞう》の異変《いへん》は気《き》づきにくい

肝臓《かんぞう》の病気《びょうき》は，かなり進行《しんこう》しないと自覚症状《じかくしょうじょう》があらわれません。肝臓《かんぞう》の異変《いへん》にいち早《はや》く気《き》づくには，定期的《ていきてき》な血液検査《けつえきけんさ》が有効《ゆうこう》です。

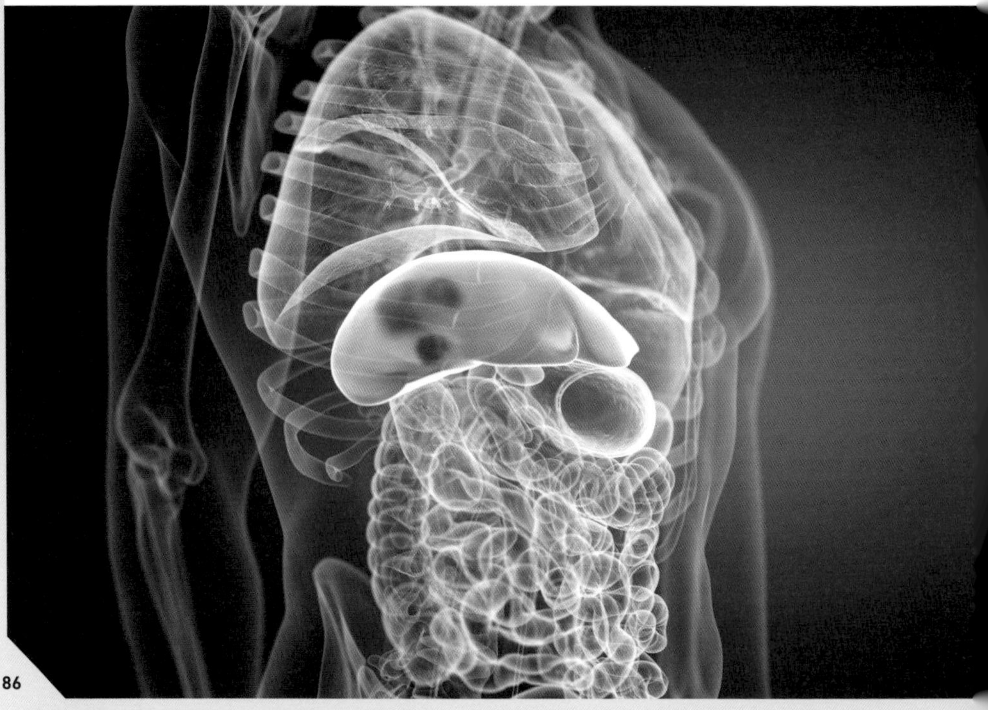

肝《かん》臓《ぞう》は，高《たか》い再生能力《さいせいのうりょく》をもっています。肝臓《かんぞう》の4分《ぶん》の3を切除《せつじょ》しても，数《すう》か月後《げつご》にはもとの大《おお》きさにもどるほどです。

しかし，お酒《さけ》の飲《の》みすぎなどで肝《かん》臓《ぞう》に負担《ふたん》をかけつづけると，肝炎《かんえん》，肝《かん》硬変《こうへん》，肝臓《かんぞう》がんなどの病気《びょうき》を引《ひ》きおこします。なお，日本《にほん》における肝臓《かんぞう》の病気《びょうき》の原因《げんいん》で最《もっと》も多《おお》いのは，ウイルスです。「B型肝炎《がたかんえん》」や「C型肝炎《がたかんえん》」といった病名《びょうめい》を聞《き》いたことがあるでしょう。これらはウイルスによって発生《はっせい》する疾患《しっかん》です。

肝臓《かんぞう》の病気《びょうき》は，症状《しょうじょう》がかなり進行《しんこう》しないと自覚症状《じかくしょうじょう》があらわれません。そのため肝臓《かんぞう》は，「沈黙《ちんもく》の臓器《ぞうき》」とよばれることもあります。

定期的《ていきてき》な血液検査《けつえきけんさ》は，肝臓《かんぞう》の異変《いへん》にいち早《はや》く気《き》づくのに有効《ゆうこう》です。肝《かん》臓《ぞう》に異変《いへん》がおきると，血液中《けつえきちゅう》のさまざまな物質《ぶっしつ》の濃度《のうど》に変化《へんか》があらわれるのです。健康診断《けんこうしんだん》で血液検査《けつえきけんさ》を受《う》け，肝臓《かんぞう》の異変《いへん》を見逃《みのが》さないようにしましょう。

肝臓《かんぞう》の基本単位《きほんたんい》「肝小葉《かんしょうよう》」

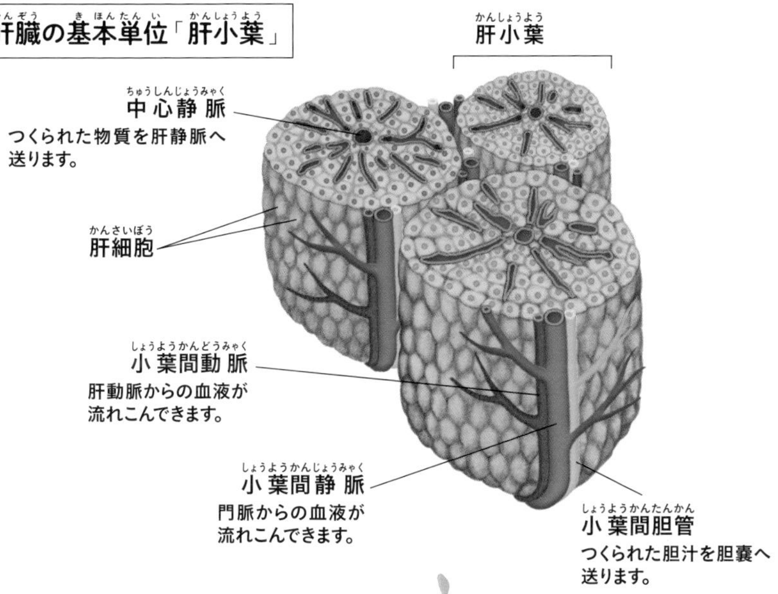

肝臓《かんぞう》の細胞《さいぼう》（肝細胞《かんさいぼう》）は約《やく》50万個《まんこ》が集《あつ》まって，直径《ちょっけい》1ミリメートルほどの「肝小葉《かんしょうよう》」をつくっています。この肝小葉《かんしょうよう》がさらに50万個《まんこ》ほど集《あつ》まったものが，一《ひと》つの肝臓《かんぞう》です。

腎臓《じんぞう》は血液《けつえき》の状態《じょうたい》を管理《かんり》し，コントロールしている

1日《にち》に約《やく》1500リットルもの血液《けつえき》をろ過《か》する

私《わたし》たちは，1日《にち》に1～1.5リットルほどの尿《にょう》を排《はい》せつします。この尿《にょう》をつくっているのが「腎臓《じんぞう》」です。

腎臓《じんぞう》は，にぎりこぶしほどの大《おお》きさ（長径《ちょうけい》約《やく》10センチメートル）で，腰《こし》の上《うえ》のあたりの背中側《せなかがわ》に左《さ》右一《ゆうひと》つずつあります。二《ふた》つあるうちの一《ひと》つの腎臓《じんぞう》を，重《おも》い腎臓病《じんぞうびょう》の人《ひと》に移植《いしょく》しても，残《のこ》りの一《ひと》つの腎《じん》臓《ぞう》があれば，健康《けんこう》を維持《いじ》できます。

腎臓《じんぞう》の役割《やくわり》は，血液《けつえき》の状態《じょうたい》を監《かん》視《し》して，体内《たいない》の水分《すいぶん》の量《りょう》や血液《けつえき》の成分《せいぶん》（塩分《えんぶん》やpHのバランスなど）を一定《いってい》に保《たも》つことです。腎臓《じんぞう》には，心臓《しんぞう》から送《おく》りだされる血液《けつえき》の約《やく》4分《ぶん》の1が送《おく》られます。その量《りょう》は，1日《にち》に約《やく》1500リットルにもなります。腎臓《じんぞう》はその大量《たいりょう》の血液《けつえき》をろ過《か》し，老廃物《ろうはいぶつ》を濃縮《のうしゅく》させて尿《にょう》をつくります。

水《みず》を飲《の》むなどして体内《たいない》の水分《すいぶん》量《りょう》がふえると，たくさんの尿《にょう》がつくられます。逆《ぎゃく》に運動《うんどう》などで汗《あせ》を多《おお》くかいて体内《たいない》の水分量《すいぶんりょう》が減《へ》ると，少量《しょうりょう》の濃《こ》い尿《にょう》がつくられます。こうして尿《にょう》の量《りょう》を増減《ぞうげん》することで，体内《たいない》の水分量《すいぶんりょう》をコントロールしているのです。

腎臓《じんぞう》でつくられた尿《にょう》は，「尿管《にょうかん》」を通《とお》って「膀胱《ぼうこう》」へ送《おく》られます。膀《ぼう》胱《こう》は，尿《にょう》をためておくための，のびちぢみする袋《ふくろ》です。

膀胱《ぼうこう》には，尿《にょう》がたまったかどうかを知《し》らせるセンサーがついていて，尿《にょう》が150ミリリットルほどたまると，脳《のう》へ信号《しんごう》が送《おく》られます。こうして尿意《にょうい》が生《しょう》じます。

腎臓《じんぞう》と膀胱《ぼうこう》

尿《にょう》をつくりだす腎臓《じんぞう》と，尿《にょう》をためておく膀胱《ぼうこう》をえがきました。図《ず》は，背中側《せなかがわ》から見《み》たようすです。腎臓《じんぞう》と膀胱《ぼうこう》は，長《なが》さ25 ～ 30 センチメートルの尿管《にょうかん》でつながっています。

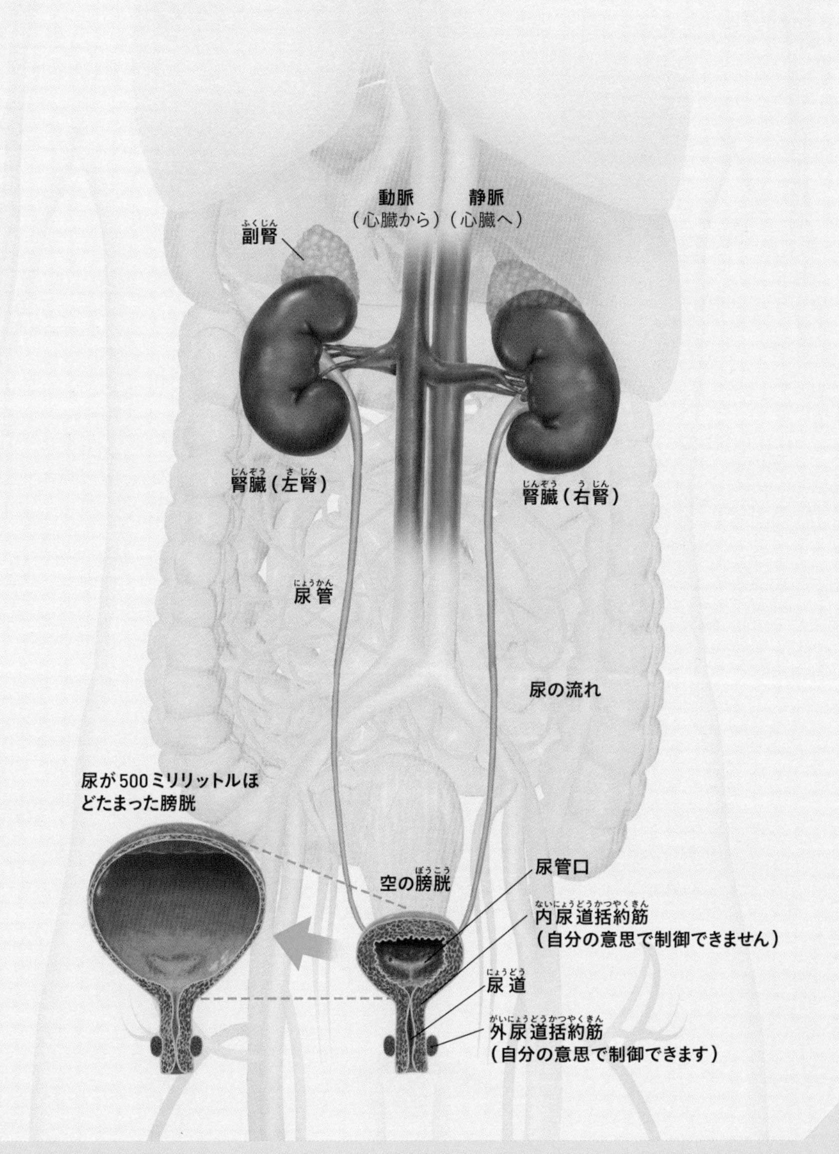

尿《にょう》からわかる病気《びょうき》のサイン

色《いろ》が濃《こ》かったり，にごったりしている場合《ばあい》は肝機能《かんきのう》の異常《いじょう》かも

腎《じん》臓《ぞう》に送《おく》られた血液《けつえき》は，「腎《じん》小体《しょうたい》」という直径《ちょっけい》0.2ミリほどの小《ちい》さな組織《そしき》でろ過《か》されます。腎小体《じんしょうたい》は，左右《さゆう》の腎臓《じんぞう》で，合計約《ごうけいやく》200万個《まんこ》もあるといわれています。

腎小体《じんしょうたい》でろ過《か》されてできるものは，「原尿《げんにょう》」とよばれる尿《にょう》の原料《げんりょう》です。1日《にち》にできる原尿《げんにょう》の量《りょう》は，およそ160リットルにもなります。原尿《げんにょう》には，人体《じんたい》に必要《ひつよう》な水分《すいぶん》や栄養分《えいようぶん》が，まだ多《おお》く含《ふく》まれています。そのため，原尿《げんにょう》が「尿細管《にょうさいかん》」という管《くだ》を流《なが》れている間《あいだ》に，水分《すいぶん》や栄養分《えいようぶん》が再吸収《さいきゅうしゅう》されます。そして最終的《さいしゅうてき》に残《のこ》った1.5リットル程度《ていど》が，尿《にょう》となり，膀胱《ぼうこう》へ送《おく》られるのです。

健康《けんこう》なときの尿《にょう》の色《いろ》は，薄《うす》い黄色《きいろ》です。これは，古《ふる》くなった赤血球《せっけっきゅう》が分解《ぶんかい》されてできる，「ウロビリン」という色素《しきそ》によるものです。

腎臓《じんぞう》と腎小体《じんしょうたい》

右《みぎ》に腎臓《じんぞう》の内部《ないぶ》のようすと，腎臓内《じんぞうない》の組織《そしき》である腎小体《じんしょうたい》をえがきました。腎臓《じんぞう》まで届《とど》いた血液《けつえき》は，腎小体《じんしょうたい》の中《なか》の糸球体《しきゅうたい》でろ過《か》され，出《で》てきたものが原尿《げんにょう》となります。

体《からだ》から排出《はいしゅつ》されるウロビリンの量《りょう》は一定《いってい》であるため，尿《にょう》の量《りょう》が少《すく》ないときには，黄色《きいろ》が濃《こ》くなります。

睡眠中《すいみんちゅう》はつくられる尿《にょう》の量《りょう》が少《すく》なくなるので，朝《あさ》は尿《にょう》の色《いろ》が濃《こ》くなります。**もし昼間《ひるま》にも尿《にょう》の色《いろ》が濃《こ》い場合《ばあい》は，体《からだ》が脱水《だっすい》ぎみと考《かんが》えられます。十分《じゅうぶん》に水分補給《すいぶんほきゅう》をしましょう。**

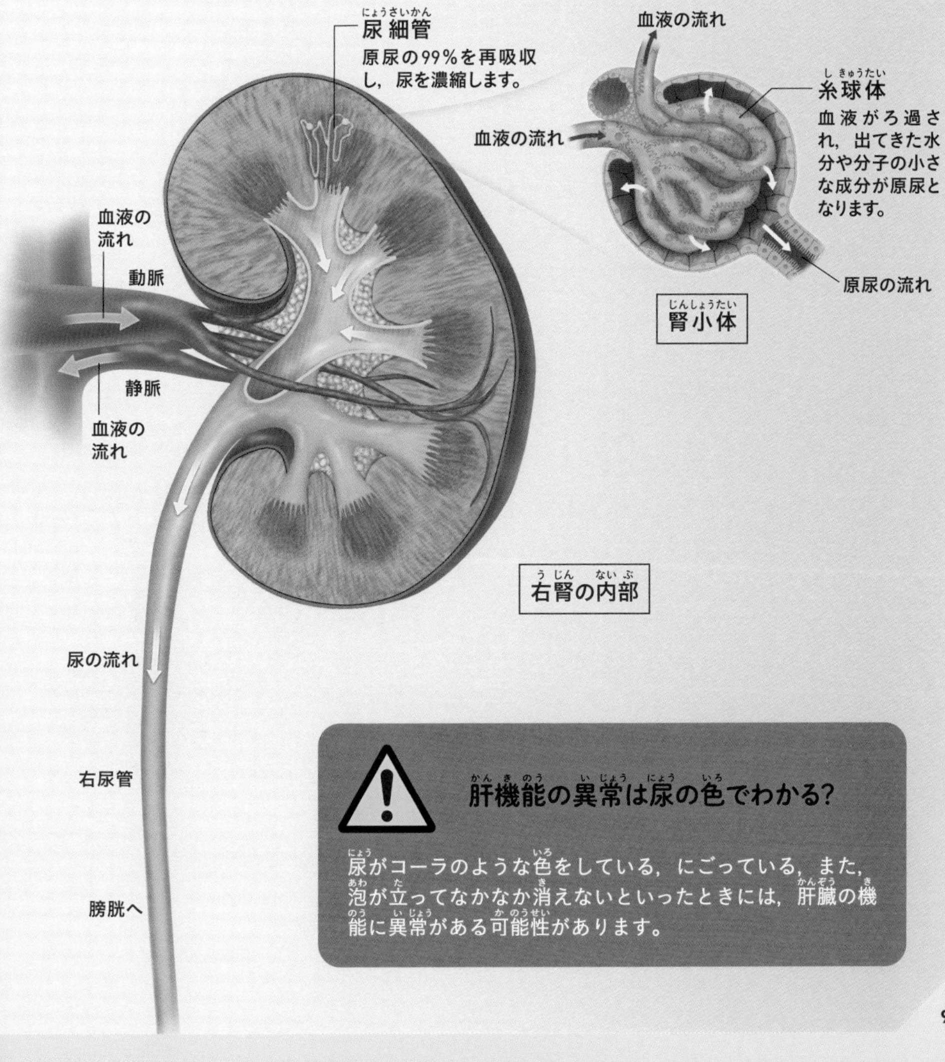

肝機能《かんきのう》の異常《いじょう》は尿《にょう》の色《いろ》でわかる?

尿《にょう》がコーラのような色《いろ》をしている，にごっている，また，泡《あわ》が立《た》ってなかなか消《き》えないといったときには，肝臓《かんぞう》の機《き》能《のう》に異常《いじょう》がある可能性《かのうせい》があります。

Column

コーヒーブレーク

やはり肥満《ひまん》は万病《まんびょう》のもと

飽《ほう》食《しょく》の現代《げんだい》，肥満傾向《ひまんけいこう》の人《ひと》は少《すく》なくありません。肥《ひ》満《まん》とは，体《からだ》の脂肪《しぼう》の量《りょう》が体重《たいじゅう》に対《たい》して非常《ひじょう》に多《おお》い状態《じょうたい》をいいます。肥満《ひまん》の人《ひと》は，糖尿病《とうにょうびょう》や高血《こうけつ》圧症《あつしょう》などの生活習慣病《せいかつしゅうかんびょう》にかかりやすい傾向《けいこう》があります。

肥満《ひまん》をはかる指標《しひょう》の一《ひと》つとして，BMI（Body Mass Index＝

BMI＝体重《たいじゅう》[kg]÷（身長《しんちょう》[m]）^{2}

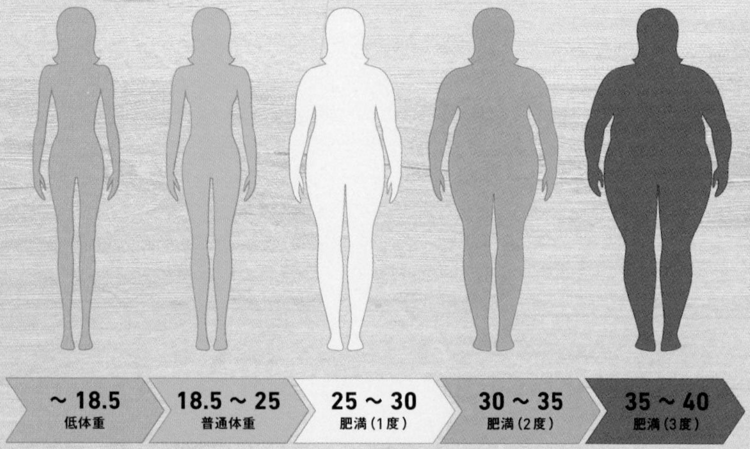

上《うえ》の図《ず》は，BMIの数値《すうち》と肥満《ひまん》の度合《どあ》いをあらわしたものです。理想的《りそうてき》なBMIの値《あたい》は22です。「(身長《しんちょう》の2乗《じょう》)×22」を計算《けいさん》すると理想的《りそうてき》な体重《たいじゅう》を求《もと》めることができます。

体格指数《たいかくしすう》）が広《ひろ》く使《つか》われています。BMIは，体重《たいじゅう》（kg）を身長《しんちょう》（m）の2乗《じょう》で割《わ》った値《あたい》のことです。たとえば体重《たいじゅう》60kg，身長《しんちょう》1.7m（170cm）の人《ひと》のBMIは，60÷$(1.7)^2$＝20.8と求《もと》められます。**BMIが18.5以上《いじょう》25未満《みまん》で普通《ふつう》の体重《たいじゅう》，25以上《いじょう》で肥満《ひまん》となります。**

肥満《ひまん》の原因《げんいん》は，食《た》べすぎと運動《うんどう》不足《ぶそく》です。肥満《ひまん》の人《ひと》は，生活習慣《せいかつしゅうかん》を改善《かいぜん》する必要《ひつよう》があるでしょう。

逆《ぎゃく》にBMIが18.5未満《みまん》のやせすぎも健康《けんこう》にはよくありません。BMIが22のとき，最《もっと》も健康《けんこう》のリスクが小《ちい》さいとされています。

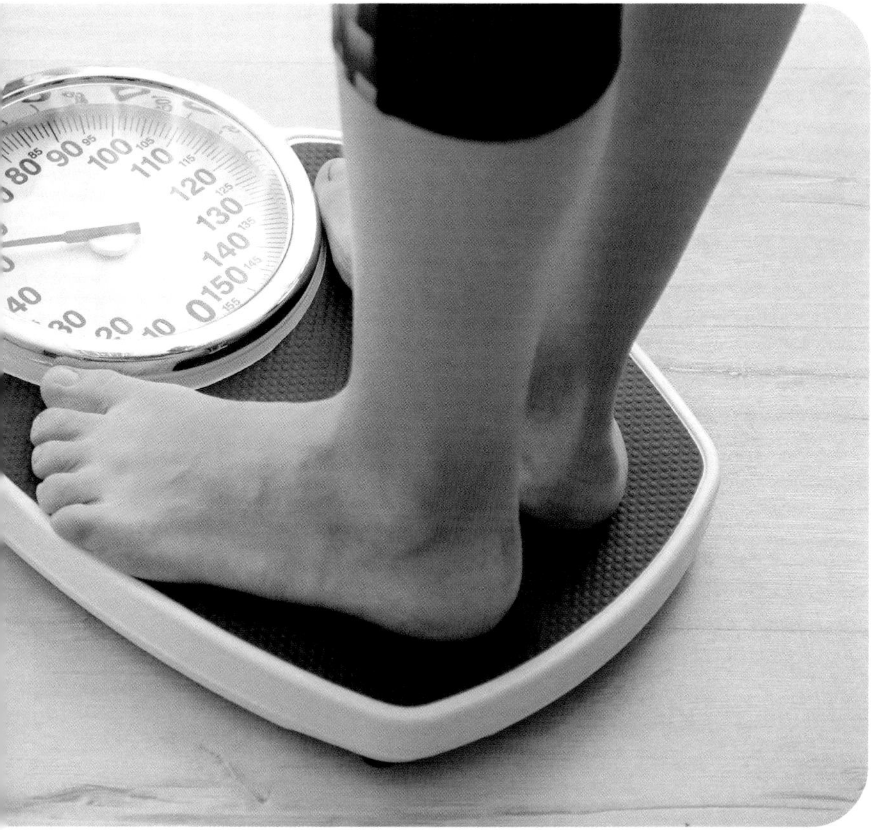

4

呼吸《こきゅう》と血液《けつえき》のトリセツ

口《くち》や鼻《はな》から吸《す》いこまれた酸素《さんそ》は，肺《はい》によって血液中《けつえきちゅう》に送《おく》られます。そして，酸素《さんそ》を含《ふく》んだ血液《けつえき》は，心臓《しんぞう》によって体《からだ》のすみずみにまで届《とど》けられます。4章《しょう》では，鼻《はな》と肺《はい》，血《けっ》管《かん》と心臓《しんぞう》のすばらしい連携《れんけい》プレーと，それらの取《と》り扱《あつか》い方法《ほうほう》を紹介《しょうかい》します。

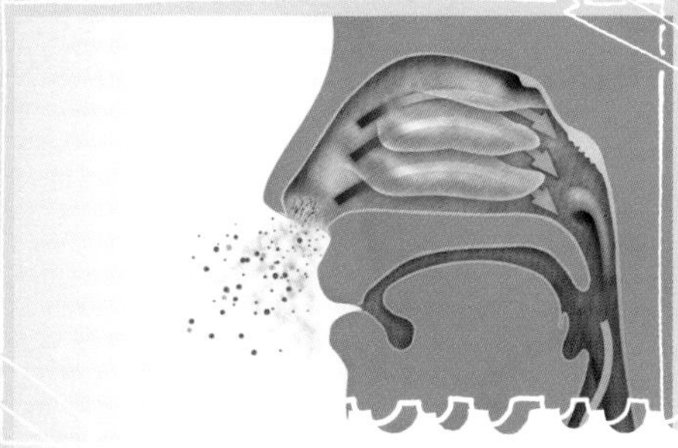

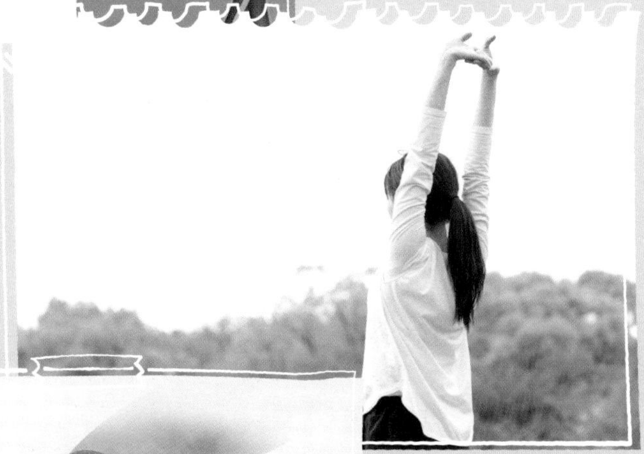

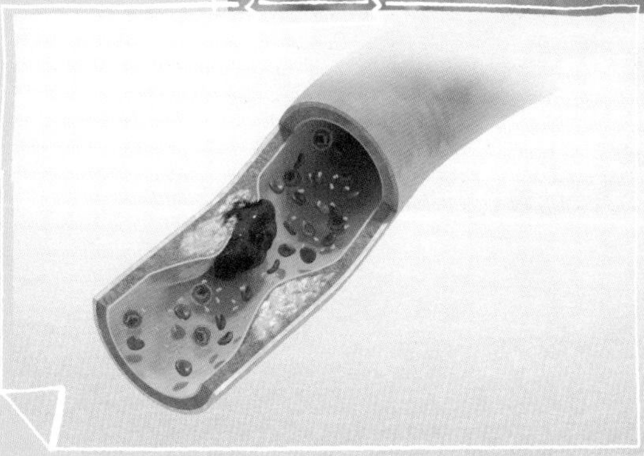

鼻《はな》や口《くち》から肺《はい》までを，空気《くうき》がいったりきたりする

吸《す》いこむ空気《くうき》を「吸気《きゅうき》」，吐《は》きだす空気《くうき》を「呼気《こき》」という

人《ひと》は，呼吸《こきゅう》をすることで酸素《さんそ》を体内《たいない》に取《と》り入《い》れ，体内《たいない》から二《に》酸化炭素《さんかたんそ》を排出《はいしゅつ》しています。

外《そと》の空気《くうき》を吸《す》うときの入《い》り口《ぐち》が「鼻《はな》」と「口《くち》」です。鼻《はな》や口《くち》から入《はい》った空気《くうき》は，気管《きかん》を通《とお》って肺《はい》へと運《はこ》ばれます。肺《はい》の中《なか》では気管《きかん》から枝分《えだわ》かれした気管支《きかんし》を通《とお》り，肺《はい》のすみずみまで空気《くうき》が送《おく》られます。こうした吸《す》いこむ空気《くうき》を，「吸気《きゅうき》」といいます。

一方《いっぽう》，空気《くうき》を吐《は》きだすときは，肺《はい》から気管《きかん》を通《とお》って鼻《はな》や口《くち》から出《で》ていきます。こうした吐《は》きだす空気《くうき》を，「呼気《こき》」といいます。呼吸《こきゅう》では，呼気《こき》と吸気《きゅうき》が，鼻《はな》や口《くち》から肺《はい》までを，いったりきたりしているのです。

呼吸《こきゅう》では，鼻《はな》と口《くち》のどちらも使《つか》うことができます。**しかし，できるだけ鼻《はな》から空気《くうき》を吸《す》う「鼻呼吸《はなこきゅう》」のほうが望《のぞ》ましいでしょう。**なぜなら鼻《はな》には，外《そと》の空気《くうき》に含《ふく》まれるちりやほこりを減《へ》らし，空気《くうき》の温度《おんど》と湿度《しつど》を高《たか》めるための，すぐれた“空気清浄《くうきせいじょう》機能《きのう》”がそなわっているからです。

呼吸《こきゅう》にかかわる体《からだ》の部位《ぶい》

鼻《はな》から吸《す》った空気《くうき》は，気管《きかん》を通《とお》って肺《はい》へと運《はこ》ばれます。口呼吸《くちこきゅう》よりも，鼻呼吸《はなこきゅう》のほうがよい理由《りゆう》は，次《つぎ》のページで説明《せつめい》します。

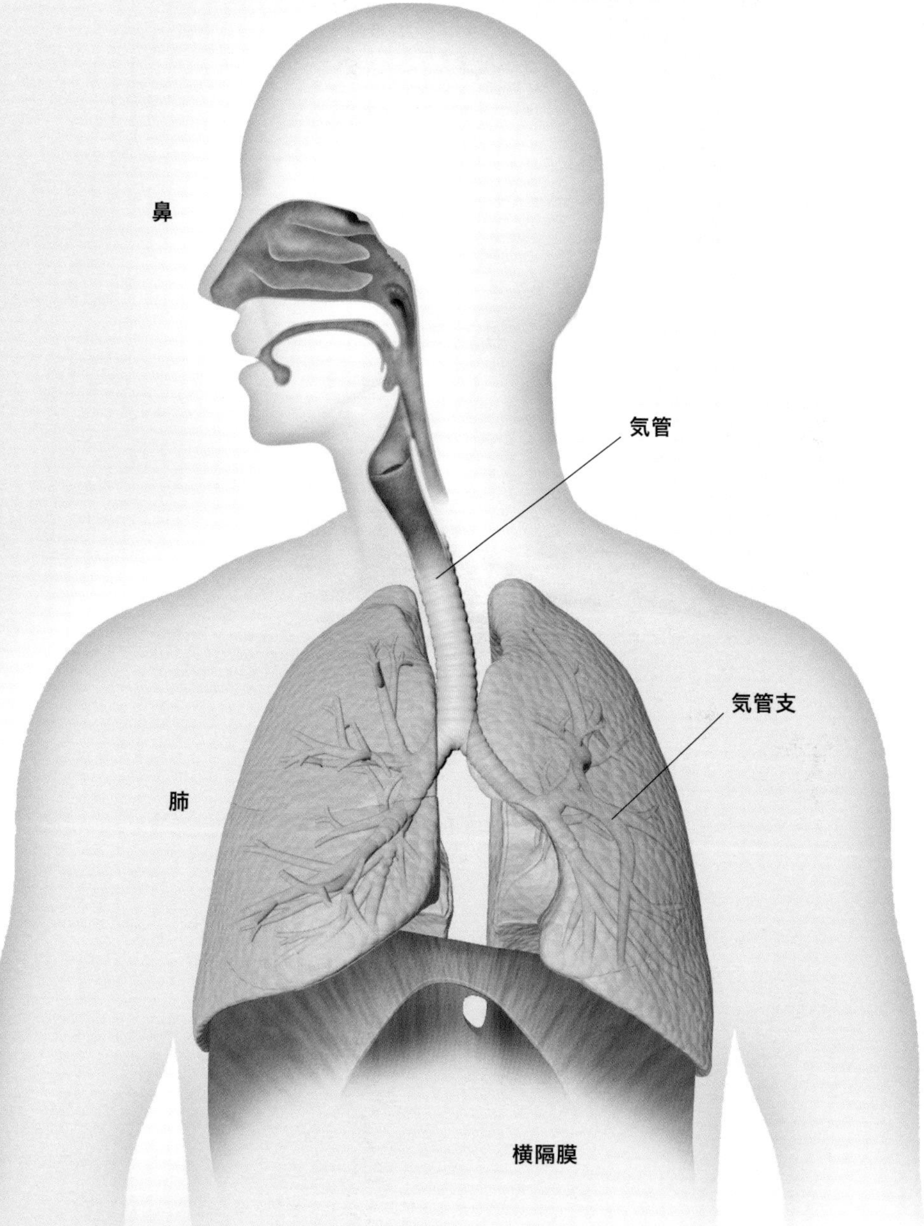
鼻
気管
気管支
肺
横隔膜

口呼吸《くちこきゅう》より『鼻呼吸《はなこきゅう》』が断然《だんぜん》おすすめ

空気《くうき》をきれいにし，温度《おんど》と湿度《しつど》を整《ととの》える

鼻《はな》から吸《す》った空気《くうき》は，鼻《はな》の中《なか》の空間《くうかん》である「鼻腔《びくう》」に運《はこ》ばれます。鼻腔《びくう》の壁《かべ》には「鼻甲介《びこうかい》」とよばれる突起《とっき》があり，空気《くうき》はそのすき間《ま》を通《とお》って進《すす》みます。このとき，空気《くうき》は体温《たいおん》に近《ちか》い34℃程度《ていど》まであたためられ，湿度《しつど》100％近《ちか》くにまで加湿《かしつ》されます。**鼻呼吸《はなこきゅう》をすることで，気管《きかん》や肺《はい》が冷《つめ》たく乾燥《かんそう》した空気《くうき》にさらされることを，防《ふせ》ぐことができるのです。**

鼻腔《びくう》の壁《かべ》は粘膜《ねんまく》でおおわれています。鼻《はな》の粘膜《ねんまく》に異物《いぶつ》が付着《ふちゃく》すると神経《しんけい》が刺激《しげき》され，いきおいよく空気《くうき》をはきだして異物《いぶつ》が強制的《きょうせいてき》に外《そと》に排出《はいしゅつ》されます。これが「くしゃみ」です。

鼻毛《はなげ》は，ちりやほこり，花粉《かふん》などを取《と》りのぞくためのフィルターとしてはたらきます。そのため鼻毛《はなげ》を切《き》りすぎると，フィルター機能《きのう》が失《うしな》われてしまいます。また，鼻毛《はなげ》を抜《ぬ》くと，粘膜《ねんまく》を傷《きず》つけて炎症《えんしょう》をおこす場合《ばあい》もあるので，注意《ちゅうい》しましょう。

睡眠中《すいみんちゅう》の口呼吸《くちこきゅう》に注意《ちゅうい》！

口《くち》で空気《くうき》を吸《す》うよりも鼻《はな》で吸《す》うほうが，よりきれいで，あたたかく湿《しめ》った空気《くうき》を気道《きどう》や肺《はい》に届《とど》けることができます。睡眠中《すいみんちゅう》の口呼吸《くちこきゅう》を防《ふせ》ぐ「鼻呼吸《はなこきゅう》テープ」も市販《しはん》されています。

アデノイドって何《なに》?

アデノイド（咽頭扁桃《いんとうへんとう》）は，子供《こども》の鼻腔《びくう》の奥《おく》にあり，病原《びょうげん》などの異物《いぶつ》を除去《じょきょ》するためにはたらきます。5歳《さい》ごろが最《もっと》も大《おお》きく，成《せい》人《じん》までにほとんど退縮《たいしゅく》してしまいます。

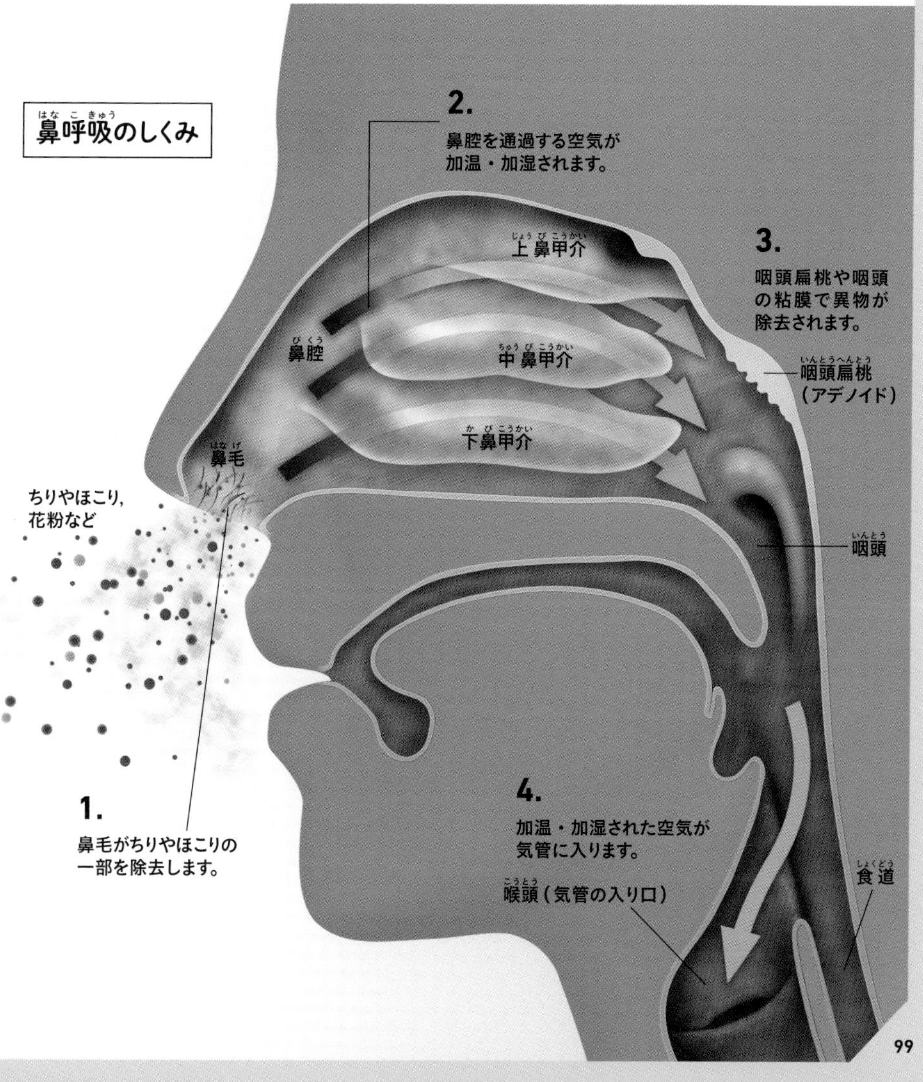

肺《はい》は，酸素《さんそ》を全身《ぜんしん》に送《おく》りこむガス交換所《こうかんしょ》

酸素《さんそ》を届《とど》け，二酸化炭素《にさんかたんそ》を排出《はいしゅつ》する

肺《はい》の構造《こうぞう》と気管支《きかんし》

肺《はい》の構造《こうぞう》（左《ひだり》ページ）と，その中《なか》にある気管支《きかんし》（右《みぎ》ページ）を示《しめ》しました。気《き》管支《かんし》の先《さき》にあるのが，ガス交換《こうかん》の場《ば》となる肺胞《はいほう》です。

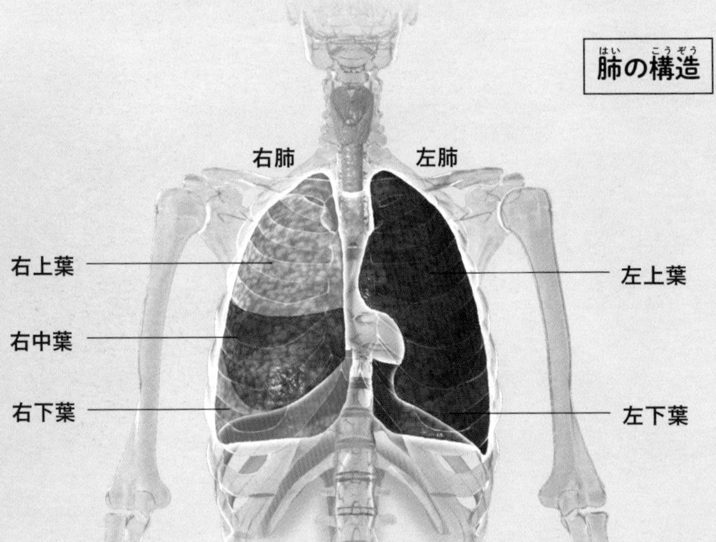

人《ひと》は，1日《にち》に約《やく》2万回《まんかい》ほど呼吸《こきゅう》を行《おこな》っています。1回《かい》に吸《す》ったり吐《は》いたりする空気《くうき》の量《りょう》は約《やく》0.5リットルほどで，1日《にち》では約《やく》1万《まん》リットルにもなります。

鼻《はな》や口《くち》から吸《す》った空気《くうき》は，**気管《きかん》を通《とお》って肺《はい》に運《はこ》ばれます。気管《きかん》は，肺《はい》の中《なか》で次々《つぎつぎ》に枝分《えだわ》かれしていきます。これを「気管支《きかんし》」といいます**。気管《きかん》や気管支《きかんし》の粘膜《ねんまく》に付着《ふちゃく》した異物《いぶつ》を排除《はいじょ》するためにおきるのが「せき」です。

肺《はい》は左肺《さはい》と右肺《うはい》に分《わ》かれています。左肺《さはい》はさらに二《ふた》つ（上葉《じょうよう》と下葉《かよう》），右肺《うはい》は三《みっ》つ（上葉《じょうよう》と中葉《ちゅうよう》と下葉《かよう》）に分《わ》かれています。

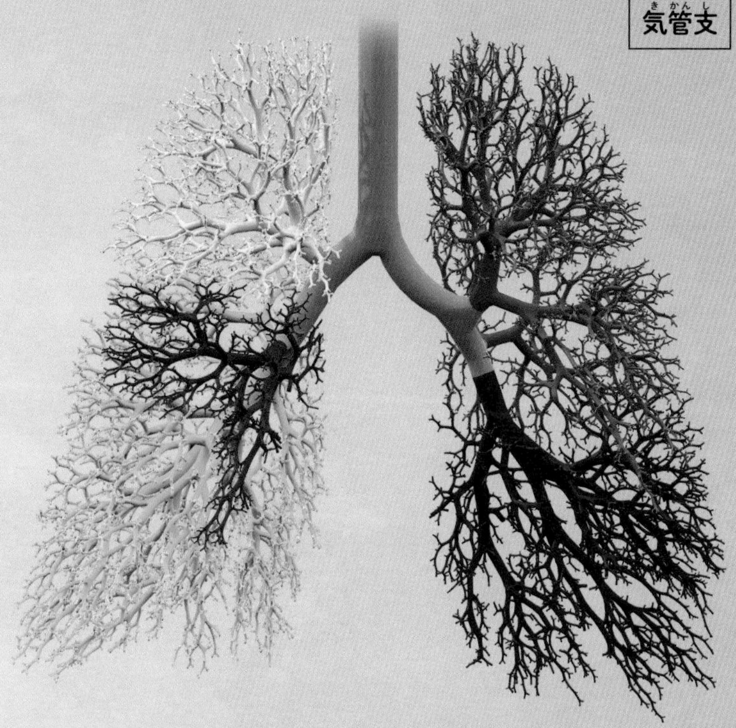

この気管支《きかんし》のイラストは，東京農工大学客員教授《とうきょうのうこうだいがくきゃくいんきょうじゅ》の北岡裕子《きたおかひろこ》博士《はくし》による3Dモデルにもとづいたものです。色《いろ》は，左《ひだり》に示《しめ》した各肺葉《かくはいよう》に対応《たいおう》しています。

枝分《えだわ》かれした肺《はい》の先《さき》には3億個《おくこ》もの小部屋《こべや》がある

酸素《さんそ》は血液《けつえき》に，二酸化炭素《にさんかたんそ》は肺胞《はいほう》に送《おく》られる

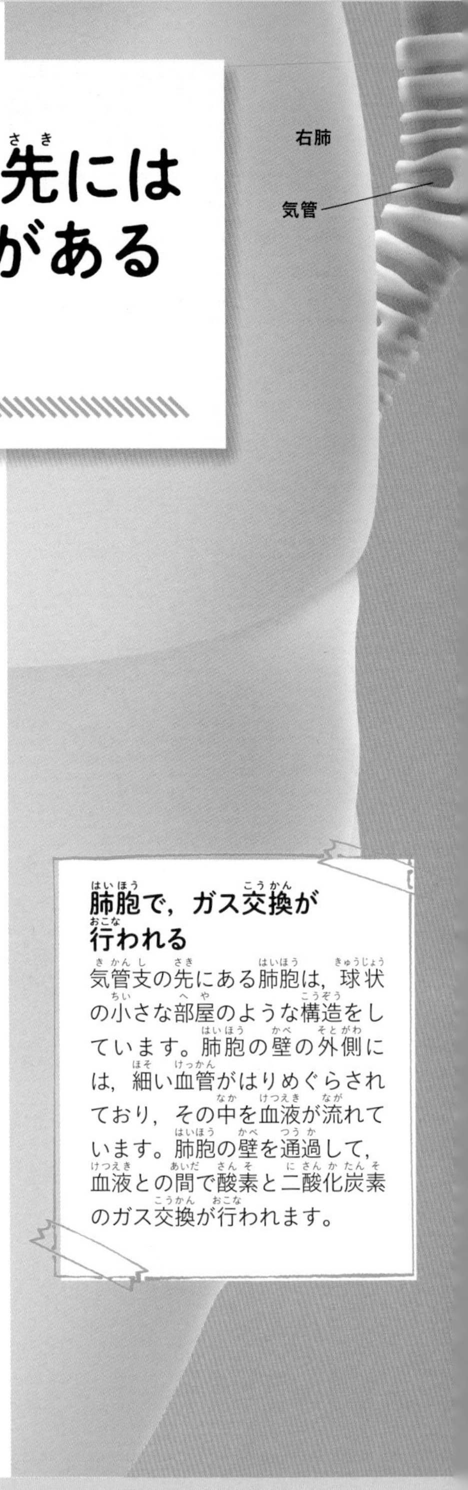

気《き》管支《かんし》（前《ぜん》ページ）が16回《かい》ほど枝分《えだわ》かれして，最後《さいご》に行《い》き着《つ》くのが，「肺胞《はいほう》」です。

肺胞《はいほう》は，球状《きゅうじょう》の小《ち》さな部屋《へや》が集《あつ》まったブドウの房《ふさ》のような構造《こうぞう》をしています。一《ひと》つの部屋《へや》の大《おお》きさは，直径《ちょっけい》0.1～0.3ミリメートル程度《ていど》。壁《かべ》の厚《あつ》さは，0.0002～0.0006ミリメートル程度《ていど》しかありません。その数《かず》は，左右《さゆう》の肺《はい》を合《あ》わせるとおよそ3億個《おくこ》にもなります。肺胞《はいほう》の壁《かべ》の表面積《ひょうめんせき》は，両方《りょうほう》の肺《はい》を合《あ》わせて100～140平方《へいほう》メートル。テニスコートの約半面分《やくはんめんぶん》にあたります。

吸《す》った空気《くうき》に含《ふく》まれる酸素《さんそ》（O_2）は，肺胞《はいほう》と血管《けっかん》の壁《かべ》を通過《つうか》して，血液《けつえき》に移《うつ》ります。その逆《ぎゃく》に，血液《けつえき》に含《ふく》まれていた二酸化炭素《にさんかたんそ》（CO_2）が，血管《けっかん》と肺胞《はいほう》の壁《かべ》を通過《つうか》して，空気《くうき》に移《うつ》ります。こうして酸素《さんそ》と二酸化炭素《にさんかたんそ》の交換《こうかん》（ガス交換《こうかん》）がおきたあと，空気《くうき》は外《そと》へ吐《は》きだされます。

肺胞《はいほう》で，ガス交換《こうかん》が行《おこな》われる

気管支《きかんし》の先《さき》にある肺胞《はいほう》は，球状《きゅうじょう》の小《ち》さな部屋《へや》のような構造《こうぞう》をしています。肺胞《はいほう》の壁《かべ》の外側《そとがわ》には，細《ほそ》い血管《けっかん》がはりめぐらされており，その中《なか》を血液《けつえき》が流《なが》れています。肺胞《はいほう》の壁《かべ》を通過《つうか》して，血液《けつえき》との間《あいだ》で酸素《さんそ》と二酸化炭素《にさんかたんそ》のガス交換《こうかん》が行《おこな》われます。

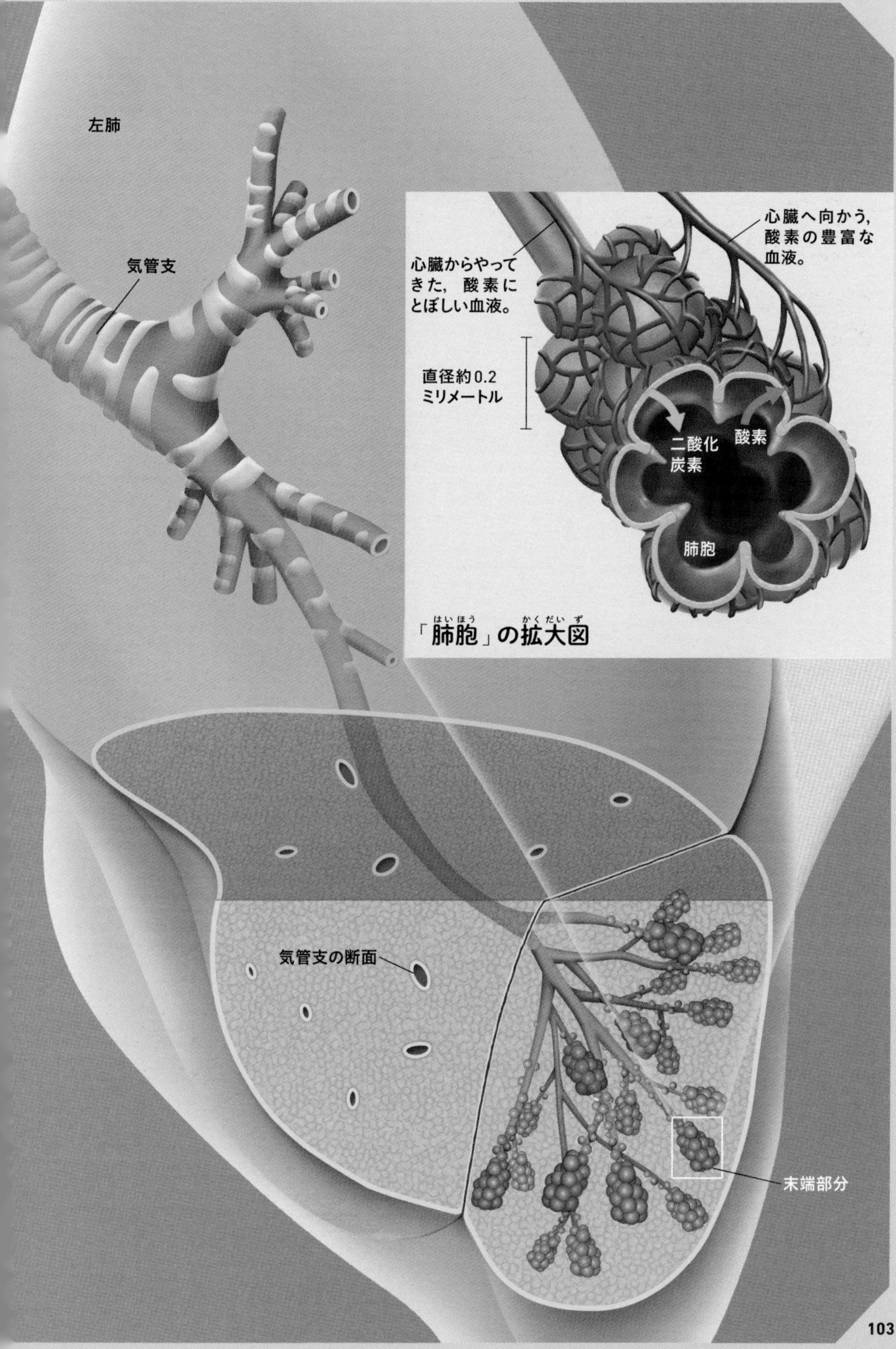

「肺胞《はいほう》」の拡大図《かくだいず》

呼吸《こきゅう》ができるのは筋肉《きんにく》のおかげ！

肋間筋《ろっかんきん》と横隔膜《おうかくまく》の上下運動《じょうげうんどう》で肺《はい》を広《ひろ》げたり，しぼませたりする

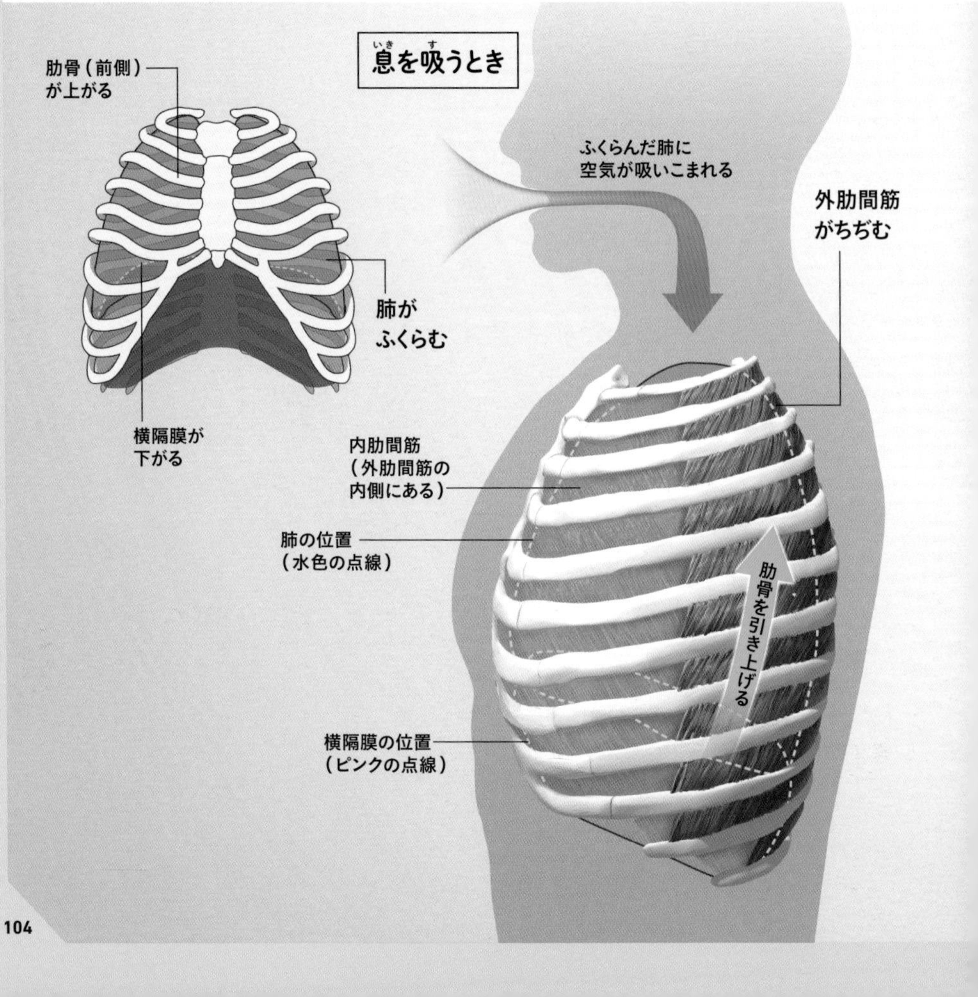

肺《はい》は，息《いき》を吸《す》うときにふくらみ，息《いき》を吐《は》くときにしぼみます。しかし，肺《はい》は自《みずか》らの力《ちから》でふくらんだりしぼんだりするわけではありません。

肺《はい》の大《おお》きさを変《か》えるのは，**肋骨《ろっこつ》を上《じょう》下《げ》させる「肋間筋《ろっかんきん》」と，胸《むね》とおなかの境《さかい》目《め》にある「横隔膜《おうかくまく》」などの筋《きん》肉《にく》のはたらきによります**。肺《はい》を動《うご》かすこれらの筋肉《きんにく》は，まとめて「呼《こ》吸《きゅう》筋《きん》」とよばれます。

肋間筋《ろっかんきん》は肋骨《ろっこつ》どうしをつなぐ筋肉《きんにく》で，外層《がいそう》の「外肋間筋《がいろっかんきん》」と，内層《ないそう》の「内肋間筋《ないろっかんきん》」からなります。息《いき》を吸《す》うときは，主《おも》に外肋間筋《がいろっかんきん》が収縮《しゅうしゅく》して肋《ろっ》骨《こつ》が引《ひ》き上《あ》げられるとともに，横隔《おうかく》膜《まく》が下《さ》がります。こうして肺《はい》をおさめる胸郭《きょうかく》が広《ひろ》がり肺《はい》がふくらみます。

息《いき》を吐《は》くときは，主《おも》に内肋間筋《ないろっかんきん》が収縮《しゅうしゅく》して肋骨《ろっこつ》が引《ひ》き下《さ》げられるとともに，横隔膜《おうかくまく》が上《あ》がります。こうして胸郭《きょうかく》がせまくなり肺《はい》がしぼみます。

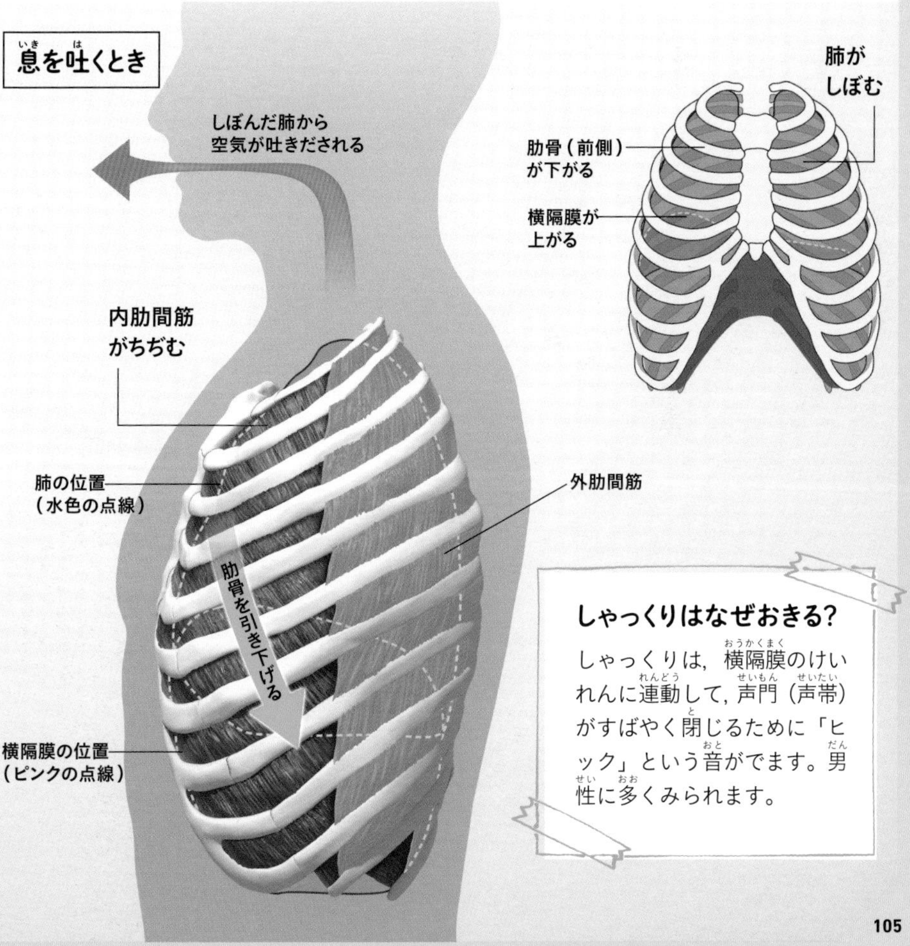

しゃっくりはなぜおきる?

しゃっくりは，横隔膜《おうかくまく》のけいれんに連動《れんどう》して，声門《せいもん》（声帯《せいたい》）がすばやく閉《と》じるために「ヒック」という音《おと》がでます。男《だん》性《せい》に多《おお》くみられます。

呼吸筋《こきゅうきん》をきたえるストレッチ

肺機能《はいきのう》を改善《かいぜん》し，息苦《いきぐる》しさをやわらげる

加《か》齢《れい》などによって呼吸筋《こきゅうきん》がおとろえていくと，肺《はい》を十分《じゅうぶん》にふくらませたりしぼませたりすることがむずかしくなります。**そうすると，息苦《いきぐる》しさを感《かん》じるようになり，体全《からだぜん》
体《たい》が不調《ふちょう》におちいってしまいます。**

ここでは呼吸《こきゅう》の改善《かいぜん》と健康増進《けんこうぞうしん》，精神安定《せいしんあんてい》を目的《もくてき》として開発《かいはつ》された「呼吸筋《こきゅうきん》ストレッチ体操《たいそう》※」の一部《いちぶ》を紹介《しょうかい》します。

この体操《たいそう》では，呼吸筋《こきゅうきん》をストレッチ（伸展《しんてん》）させながら収縮《しゅうしゅく》させることで，呼吸《こきゅう》をらくにする効果《こうか》が期待《きたい》できます。筋肉《きんにく》をやわらかくし，肺《はい》機能《きのう》を改善《かいぜん》して，息苦《いきぐる》しさをやわらげます。さらにストレスや不安《ふあん》が減《へ》る効果《こうか》があります。

健康《けんこう》な人《ひと》から高齢者《こうれいしゃ》まで，いつでもどこでも気軽《きがる》に行《おこな》うことができるので，自分《じぶん》のペースでつづけられます。こうした体操《たいそう》で，呼吸筋《こきゅうきん》のおとろえを防《ふせ》ぎましょう。

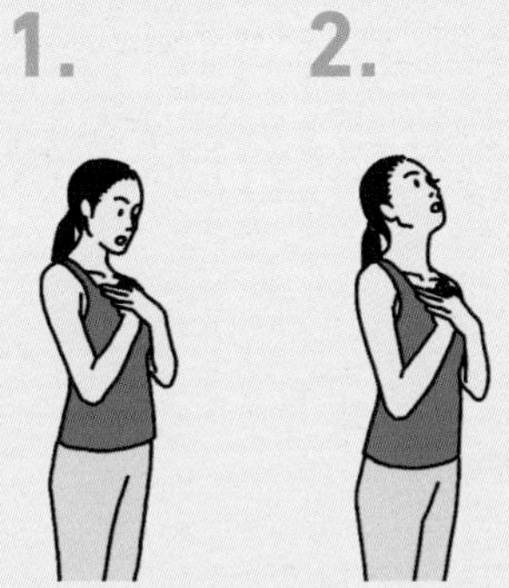

肺《はい》を広《ひろ》げる呼吸筋《こきゅうきん》のストレッチ

1. 両手《りょうて》を胸《むね》にあてて，ゆっくり息《いき》を吐《は》きます。
2. ゆっくり息《いき》を吸《す》いながら，手《て》で胸《むね》を押《お》し下《さ》げます。息《いき》を吸《す》いきったら，息《いき》を吐《は》きながら1にもどります。3〜10回程度《かいていど》をめやすに，毎日数回行《まいにちすうかいおこな》いましょう。

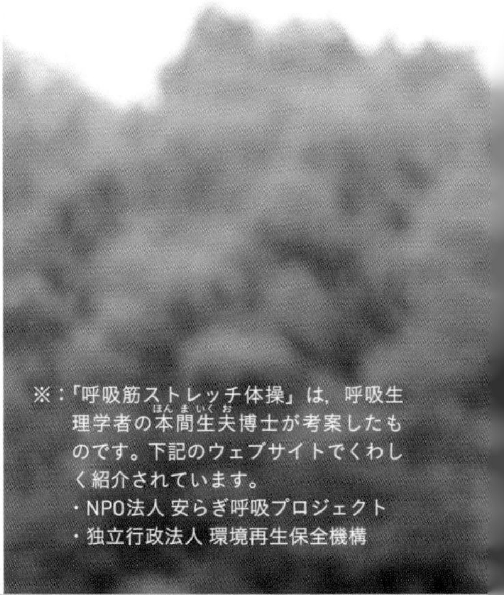

※：「呼吸筋ストレッチ体操」は，呼吸生理学者の本間生夫《ほんまいくお》博士が考案したものです。下記のウェブサイトでくわしく紹介されています。
・NPO法人 安らぎ呼吸プロジェクト
・独立行政法人 環境再生保全機構

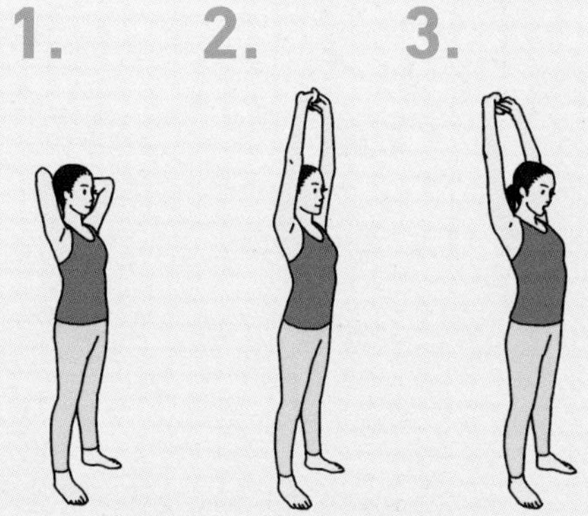

肺《はい》をしぼませる呼吸筋《こきゅうきん》のストレッチ

1. 両手《りょうて》を頭《あたま》のうしろに組《く》み，ゆっくり息《いき》を吸《す》います。
2. ゆっくり息《いき》を吐《は》きながら，腕《うで》を上《うえ》にのばして背《せ》のびをします。
3. 首《くび》を前《まえ》に倒《たお》し，腕《うで》をうしろに引《ひ》きながらさらに息《いき》を吐《は》きます。息《いき》を吐《は》ききったら1にもどります。3〜10回程度《かいていど》をめやすに，毎日数回行《まいにちすうかいおこな》いましょう。

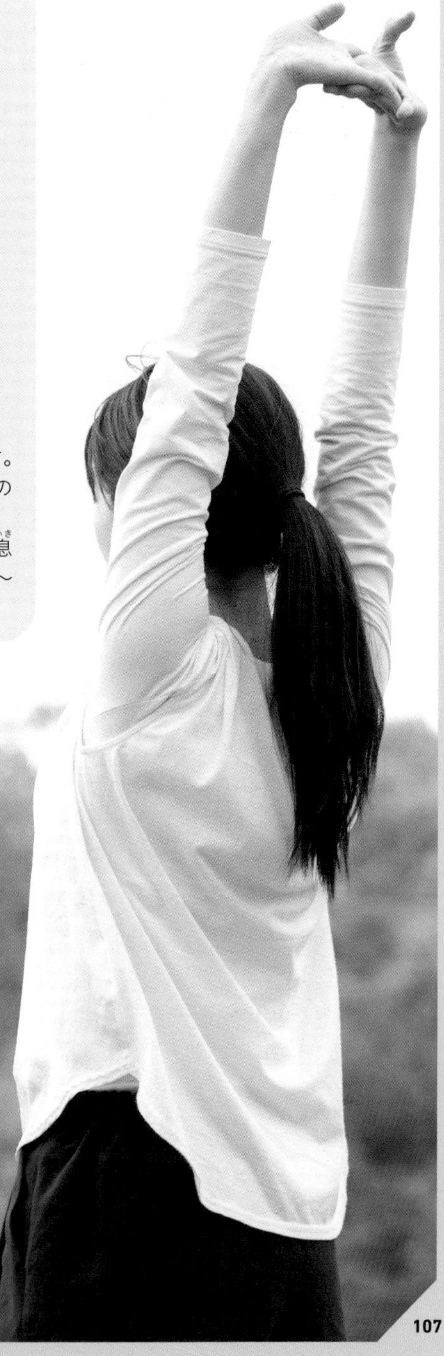

Column

コーヒーブレーク

推定《すいてい》500万人《ばんにん》以上《いじょう》がかかる肺《はい》の生活習慣病《せいかつしゅうかんびょう》

肺《はい》や気管支《きかんし》などの呼吸器《こきゅうき》は外《がい》気《き》にふれるため，ウイルスや細菌《さいきん》などの病原体《びょうげんたい》や汚染物質《おせんぶっしつ》，喫煙《きつえん》などの影響《えいきょう》を受《う》けやすい器官《きかん》です。

呼吸器《こきゅうき》の感染症《かんせんしょう》には風邪《かぜ》や結核《けっかく》，肺炎《はいえん》などがあげられます。肺炎《はいえん》は日本人《にほんじん》死亡原因《しぼうげんいん》の第《だい》5位《い》（2021年《ねん》）に位置《いち》し，死亡率《しぼうりつ》は高齢者《こうれいしゃ》でとくに高《たか》くなっています。高齢者《こうれいしゃ》の肺炎《はいえん》の多《おお》くは，食《た》べ物《もの》や唾液《だえき》，胃液《いえき》などが誤《あやま》って気管《きかん》に入《はい》る「誤嚥《ごえん》」によるもので，そのときに含《ふく》まれていた細菌《さいきん》が肺《はい》に感染《かんせん》して引《ひ》きおこされます。

近年《きんねん》，「慢性閉塞性肺疾患《まんせいへいそくせいはいしっかん》（chronic obstructive pulmonary disease：COPD）」とよばれるものが注目《ちゅうもく》されています。たばこなどの有害物質《ゆうがいぶっしつ》を長期《ちょうき》にわたって吸《す》いこむことでおきる，“肺《はい》の生活習《せいかつしゅう》慣病《かんびょう》”です。肺《はい》に慢性的《まんせいてき》な炎症《えんしょう》がおきるために，気道《きどう》がせまくなり，また，肺胞《はいほう》の壁《かべ》がしだいにこわれていきます。その結果《けっか》，呼吸《こきゅう》が困難《こんなん》になる病気《びょうき》です。せきや痰《たん》，息切《いきぎ》れが主《おも》な症状《しょうじょう》で，ゆっくりと症状《しょうじょう》が悪化《あっか》していきます。

COPDは，2021年《ねん》の日本人男性《にほんじんだんせい》の死亡数《しぼうすう》が1万《まん》3668人《にん》で，男性《だんせい》では死亡順位《しぼうじゅんい》の第《だい》9位《い》に位置《いち》します。しかし，肺炎《はいえん》や心不全《しんふぜん》で亡《な》くなったとされる人《ひと》にも，COPDによる死亡《しぼう》が含《ふく》まれていると考《かんが》えられています。**2001年《ねん》に発表《はっぴょう》された疫学《えきがく》調査《ちょうさ》（NICE study）によると，患者《かんじゃ》数《すう》は530万人《まんにん》と推定《すいてい》されています。**

肺《はい》の生活習慣病《せいかつしゅうかんびょう》「慢性閉塞性肺疾患《まんせいへいそくせいはいしっかん》（COPD）」

COPDは，喫煙《きつえん》や大気汚染《たいきおせん》，職業上《しょくぎょうじょう》で吸《す》いこむ粉塵《ふんじん》・化学物質《かがくぶっしつ》が原因《げんいん》でおきる炎症性《えんしょうせい》の病気《びょうき》です。従来《じゅうらい》「肺気腫《はいきしゅ》」や「慢性気管支炎《まんせいきかんしえん》」と診断《しんだん》されてきた病気《びょうき》が含《ふく》まれています。とくに喫煙《きつえん》は第一《だいいち》の原因《げんいん》となっています。

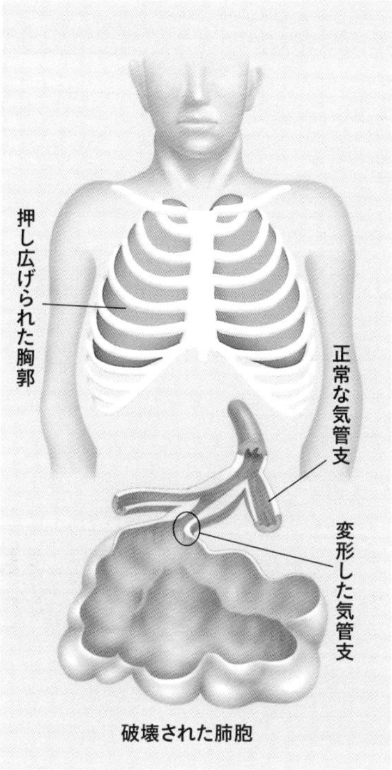

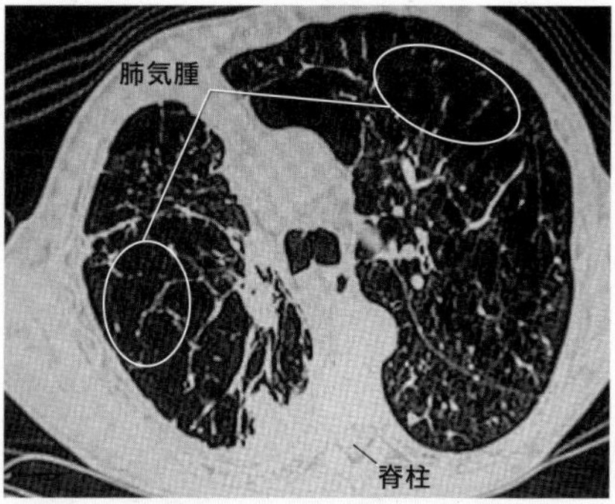

肺胞《はいほう》が破壊《はかい》される肺気腫《はいきしゅ》

肺気腫《はいきしゅ》では，肺胞《はいほう》がこわれてガス交換機能《こうかんきのう》が低下《ていか》し，入《はい》ってきた空気《くうき》が出《で》にくくなります。このため，肺《はい》の中《なか》にたまった空気《くうき》によって胸郭《きょうかく》が押《お》し広《ひろ》げられ，胸《むね》の形《かたち》がビール樽《だる》のようになります（左《ひだり》の図《ず》）。上《うえ》の写真《しゃしん》は，胸部《きょうぶ》CT検査《けんさ》で撮影《さつえい》された，肺気腫《はいきしゅ》です。

血管《けっかん》は，全身《ぜんしん》に酸素《さんそ》と栄養《えいよう》を届《とど》ける流通網《りゅうつうもう》

主《おも》な動脈《どうみゃく》と静脈《じょうみゃく》をチェックしよう

総頸《そうけい》動脈
頭部に血液を供給。

肺動脈《はいどうみゃく》
酸素にとぼしい
血液を肺に送る。

下行大《かこうだい》動脈
腹部の器官や下半身
に血液を供給。

橈骨《とうこつ》動脈

尺骨《しゃっこつ》動脈

体《からだ》のすみずみまで酸素《さんそ》や栄養《えいよう》を運《はこ》ぶ役目《やくめ》を果《は》たしているのが「血液《けつえき》」です。体重《たいじゅう》の約《やく》8%を占《し》め，体重《たいじゅう》60キログラムの人《ひと》なら，4.8キログラム（約《やく》5リットル）になります。

血液《けつえき》は「血管《けっかん》」を通《とお》って体内《たいない》を循環《じゅんかん》しています。血液《けつえき》を循環《じゅんかん》させるポンプが「心臓《しんぞう》」です。心臓《しんぞう》が押《お》しだす血液《けつえき》の圧力《あつりょく》を「血圧《けつあつ》」といいます。

心臓《しんぞう》から出《で》て体《からだ》の各部《かくぶ》へと向《む》かう血管《けっかん》が「動脈《どうみゃく》」です。とくに太《ふと》い動脈《どうみゃく》は「大動脈《だいどうみゃく》」とよばれます。皮膚《ひふ》に近《ちか》い動脈《どうみゃく》には，さわって脈《みゃく》がとれる部分《ぶぶん》があります（右《みぎ》ページの図《ず》の緑《みどり》の○印《じるし》）。動脈《どうみゃく》を流《なが》れる血液《けつえき》は，酸素《さんそ》を多《おお》く含《ふく》むため，あざやかな赤色《あかいろ》をしています。

体《からだ》の各部《かくぶ》から心臓《しんぞう》へともどる血《けっ》管《かん》が「静脈《じょうみゃく》」です。とくに太《ふと》い静脈《じょうみゃく》は「大静脈《だいじょうみゃく》」とよばれます。採血《さいけつ》や予防接種《よぼうせっしゅ》などの静脈注射《じょうみゃくちゅうしゃ》では，肘《ひじ》の内側《うちがわ》の皮膚《ひふ》近《ちか》くを通《とお》る「肘正中皮《ちゅうせいちゅうひ》静脈《じょうみゃく》」がよく使《つか》われます。静脈《じょうみゃく》を流《なが》れる血液《けつえき》は，酸素《さんそ》にとぼしいため暗《くら》い赤色《あかいろ》をしています。

肺動脈《はいどうみゃく》と肺静脈《はいじょうみゃく》

肺動脈《はいどうみゃく》と肺静脈《はいじょうみゃく》は，心臓《しんぞう》と肺《はい》をつなぐ血管《けっかん》です。動脈《どうみゃく》の中《なか》で，肺動脈《はいどうみゃく》だけは，流《なが》れる血液《けつえき》が酸素《さんそ》にとぼしいため暗《くら》い赤色《あかいろ》をしています。また，静脈《じょうみゃく》の中《なか》で，肺静脈《はいじょうみゃく》だけは，血液《けつえき》に酸素《さんそ》を多《おお》く含《ふく》むため，あざやかな赤色《あかいろ》をしています。

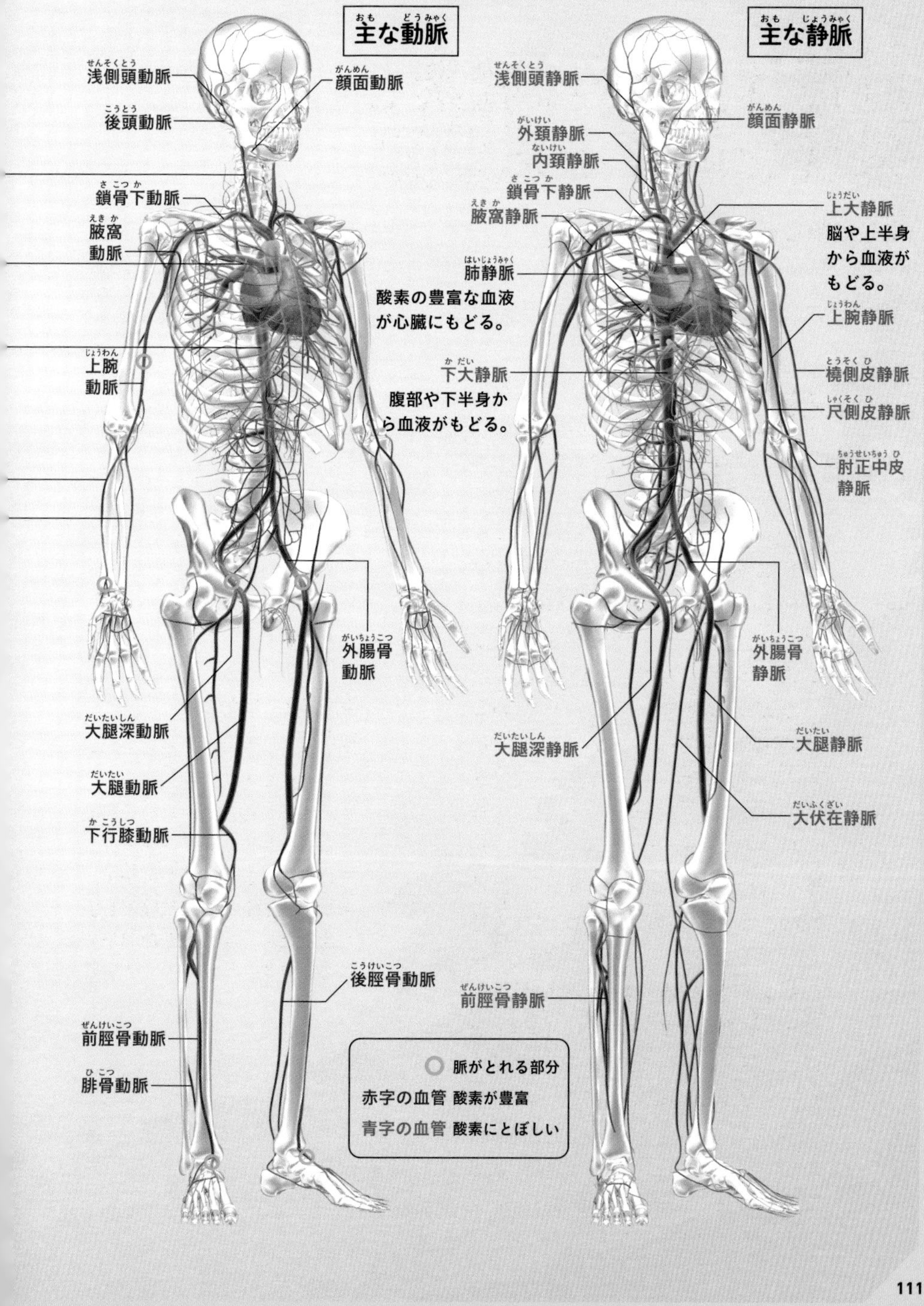
主《おも》な動脈《どうみゃく》
浅側頭動脈《せんそくとう》
後頭動脈《こうとう》
顔面動脈《がんめん》
鎖骨下動脈《さこつか》
腋窩《えきか》動脈
上腕《じょうわん》動脈
外腸骨《がいちょうこつ》動脈
大腿深動脈《だいたいしん》
大腿動脈《だいたい》
下行膝動脈《かこうしつ》
後脛骨動脈《こうけいこつ》
前脛骨動脈《ぜんけいこつ》
腓骨動脈《ひこつ》
主《おも》な静脈《じょうみゃく》
浅側頭静脈《せんそくとう》
外頸静脈《がいけい》
内頸静脈《ないけい》
鎖骨下静脈《さこつか》
腋窩静脈《えきか》
顔面静脈《がんめん》
上大静脈《じょうだい》
脳や上半身から血液がもどる。
肺静脈《はいじょうみゃく》
酸素の豊富な血液が心臓にもどる。
上腕静脈《じょうわん》
下大静脈《かだい》
腹部や下半身から血液がもどる。
橈側皮静脈《とうそくひ》
尺側皮静脈《しゃくそくひ》
肘正中皮《ちゅうせいちゅうひ》静脈
外腸骨《がいちょうこつ》静脈
大腿静脈《だいたい》
大腿深静脈《だいたいしん》
大伏在静脈《だいふくざい》
前脛骨静脈《ぜんけいこつ》
脈がとれる部分
赤字の血管 酸素が豊富
青字の血管 酸素にとぼしい

血管《けっかん》がかたくなる動脈硬化《どうみゃくこうか》に注意《ちゅうい》！

脳《のう》や心臓《しんぞう》などで，さまざまな病気《びょうき》を引《ひ》きおこす

血管《けっかん》がかたくなる
動脈硬化《どうみゃくこうか》に注意《ちゅうい》！

アテロームや血栓《けっせん》などができて動脈《どうみゃく》の血管《けっかん》がかたくなり，血液《けつえき》の流《なが》れが悪《わる》くなるのが動脈硬化《どうみゃくこうか》です。血中《けっちゅう》のコレステロールの増加《ぞうか》や，高血圧《こうけつあつ》，喫煙《きつえん》などで動脈硬化《どうみゃくこうか》のリスクが高《たか》まります。

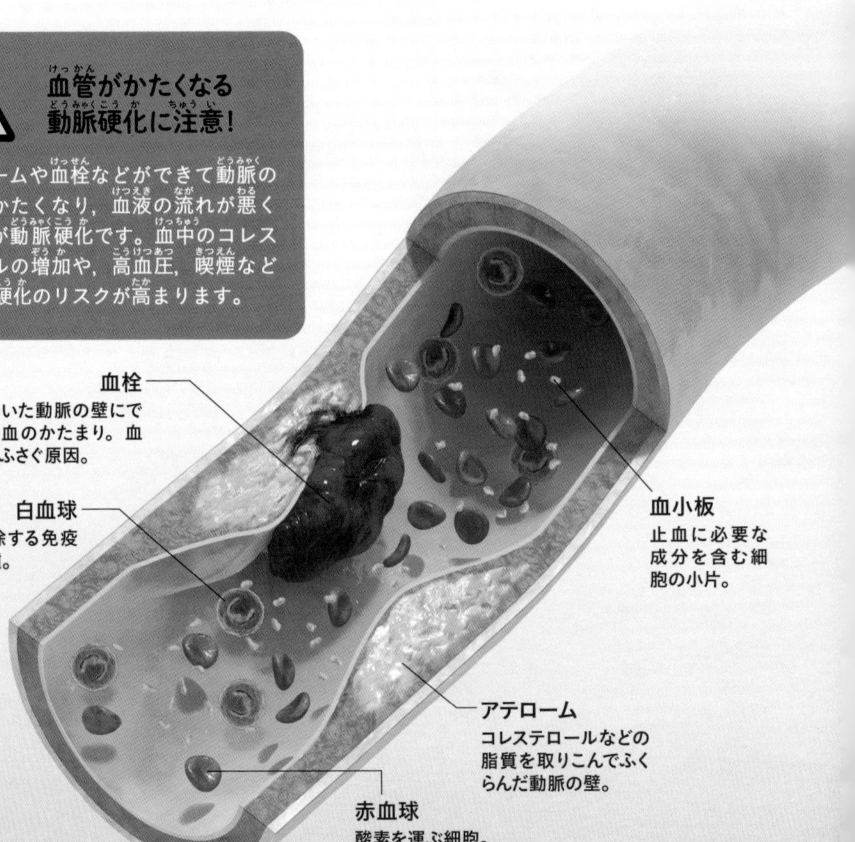

血液《けつえき》は，液体成分《えきたいせいぶん》である「血漿《けっしょう》」と，細胞《さいぼう》などの「血球《けっきゅう》」からなります。血漿《けっしょう》には，さまざまな栄養《えいよう》素《そ》が含《ふく》まれています。脂質《ししつ》の一種《いっしゅ》である「コレステロール」もその一《ひと》つで，細胞膜《さいぼうまく》やホルモンなどの材料《ざいりょう》になります。

ところが，脂肪分《しぼうぶん》の多《おお》い肉《にく》や卵《たまご》，乳《にゅう》製品《せいひん》を食《た》べすぎたり，運動不足《うんどうぶそく》だったりすると，血液中《けつえきちゅう》のコレステロール濃度《のうど》が高《たか》くなりすぎます。そしてこの状態《じょうたい》がつづくと，「動脈硬化《どうみゃくこうか》」という血管《けっかん》の病気《びょうき》になってしまいます。

コレステロールは，血管《けっかん》の内壁《ないへき》の細胞《さいぼう》のすきまを通《とお》り，血管《けっかん》の壁《かべ》の中《なか》に入《はい》る性質《せいしつ》があります。コレステロールや免疫細胞《めんえきさいぼう》の死《し》がいなどが血管《けっかん》の壁《かべ》の中《なか》にたまると，「アテローム」とよばれるかたまりとなり，血管《けっかん》がかたく，せまくなります。これが動脈硬化《どうみゃくこうか》です。

動脈硬化《どうみゃくこうか》がおこりやすい部位《ぶい》と病気《びょうき》

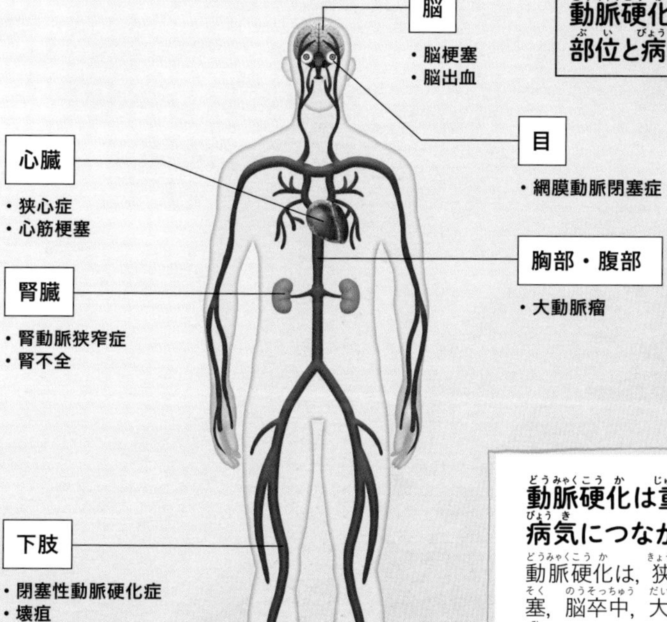

動脈硬化《どうみゃくこうか》は重大《じゅうだい》な病気《びょうき》につながる

動脈硬化《どうみゃくこうか》は，狭心症《きょうしんしょう》や心筋梗塞《しんきんこうそく》，脳卒中《のうそっちゅう》，大動脈瘤《だいどうみゃくりゅう》などを引《ひ》きおこします。中《なか》でも脳卒中《のうそっちゅう》は日本人《にっぽんじん》の死亡原因《しぼうげんいん》の上位《じょうい》（134ページ）で，重《おも》い後遺症《こういしょう》が残《のこ》る場合《ばあい》もあります。

心臓《しんぞう》は大量《たいりょう》の血液《けつえき》を循環《じゅんかん》させる

1分間《ふんかん》に約《やく》5リットルの血液《けつえき》を送《おく》りだす

血液《けつえき》の循環《じゅんかん》をになうポンプが，心臓《しんぞう》です。心臓《しんぞう》は1回《かい》の拍《はく》動《どう》で約《やく》70ミリリットルの血液《けつえき》を吐《は》きだします。1分間《ふんかん》の拍動数《はくどうすう》は70回前後《かいぜんご》なので，心臓《しんぞう》が吐《は》きだす血液《けつえき》の量《りょう》は1分間《ふんかん》に約《やく》5リットル，1日《にち》では約《やく》7000リットルにもなります。

しばしば「心臓《しんぞう》は左《ひだり》にある」といわれます。しかし実際《じっさい》の心臓《しんぞう》は，体《からだ》のほぼ中央《ちゅうおう》にあります。

筋肉《きんにく》には，主《おも》に骨格《こっかく》にそってついている「骨格筋《こっかくきん》」と，主《おも》に内臓《ないぞう》についている「平滑筋《へいかつきん》」と，心臓《しんぞう》の「心筋《しんきん》」の3種類《しゅるい》があります。骨格《こっかく》筋《きん》が自分《じぶん》の意思《いし》で動《うご》かせるのに対《たい》して，平滑筋《へいかつきん》と心筋《しんきん》は，自分《じぶん》の意《い》思《し》で動《うご》かすことはできません。

心臓《しんぞう》の規則的《きそくてき》な収縮《しゅうしゅく》と弛緩《しかん》（拍《はく》動《どう》）は，脳《のう》からの信号《しんごう》ではなく，心《しん》臓自身《ぞうじしん》によってつくられています。心臓《しんぞう》の右心房《うしんぼう》には，特殊《とくしゅ》な細胞《さいぼう》が集《あつ》まった，「洞房結節《どうぼうけっせつ》」とよばれる場所《ばしょ》があります。この洞房結節《どうぼうけっせつ》が一定《いってい》のペースでリズミカルに電気《でんき》信号《しんごう》を発《はっ》することで，心臓《しんぞう》は拍動《はくどう》するのです。

心臓《しんぞう》の拍動《はくどう》は心臓自身《しんぞうじしん》がつくる

右《みぎ》に正常《せいじょう》な心臓《しんぞう》を示《しめ》しました。ペースメーカーである洞房結節《どうぼうけっせつ》が発《はっ》した電気信《でんきしん》号《ごう》は，まず左心房《さしんぼう》と右心房《うしんぼう》を収縮《しゅうしゅく》させます。その後《ご》，房室結節《ぼうしつけっせつ》を経由《けいゆ》して，左《さ》心室《しんしつ》と右心室《うしんしつ》を収縮《しゅうしゅく》させます。血液《けつえき》は，心房《しんぼう》から心室《しんしつ》へ移動《いどう》し，心室《しんしつ》から吐《は》きだされます。

正常《せいじょう》な心臓《しんぞう》

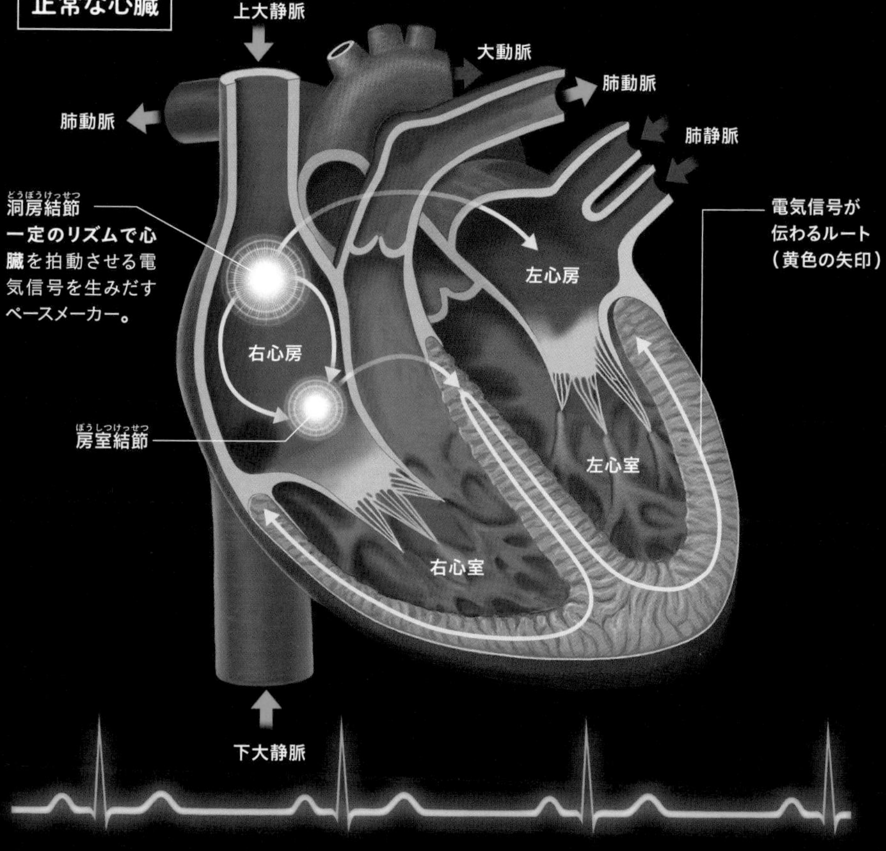

正常時の心電図

もしものときに心臓《しんぞう》をよみがえらせる『AED』

心室細動《しんしつさいどう》の発生《はっせい》から数分以内《すうふんいない》が勝負《しょうぶ》!

心臓《しんぞう》は，右心房《うしんぼう》にある洞房結節《どうぼうけっせつ》が発《はっ》する電気信号《でんきしんごう》によって拍動《はくどう》します（前《ぜん》ページ）。しかし，何《なん》らかの原因《げんいん》で心臓《しんぞう》の拍動速度《はくどうそくど》が変《か》わったり，収縮《しゅうしゅく》と弛緩《しかん》が不規則《ふきそく》になって拍動《はくどう》のペースが乱《みだ》れたりすることがあります。このような状態《じょうたい》を「不整脈《ふせいみゃく》」といいます。なかでも「心室細動《しんしつさいどう》」は，とくに危険《きけん》な不整脈《ふせいみゃく》です。

心室細動《しんしつさいどう》は，電気信号《でんきしんごう》の伝達《でんたつ》に混乱《こんらん》が生《しょう》じ，電気信号《でんきしんごう》が心室《しんしつ》のさまざまな場所《ばしょ》で無秩序《むちつじょ》に発《はっ》せられることでおきます。心室細動《しんしつさいどう》をおこした心臓《しんぞう》は，心室《しんしつ》が小《こ》きざみにふるえてしまい，収縮《しゅうしゅく》と弛緩《しかん》が不規則《ふきそく》になり，ポンプとしての機能《きのう》を失《うしな》ってしまいます。

心室細動《しんしつさいどう》がおきると，意識《いしき》を失《うしな》い，全身《ぜんしん》に血液《けつえき》が届《とど》けられなくなって，非常《ひじょう》に危険《きけん》な状態《じょうたい》になります。1分経過《ぶんけいか》するごとに生存率《せいぞんりつ》は約《やく》10%ずつ減《へ》っていき，10分程度《ぶんていど》経過《けいか》すると死《し》に至《いた》ります。

この心室細動《しんしつさいどう》を救《すく》うための装置《そうち》が，大《おお》きな建物《たてもの》などに設置《せっち》されている「AED（自動体外式除細動器《じどうたいがいしきじょさいどうき》）」です。

AEDは心臓《しんぞう》の状態《じょうたい》を判定《はんてい》し，必要性《ひつようせい》を自動判定《じどうはんてい》して心臓《しんぞう》に電気《でんき》ショックをあたえます。これによって心臓《しんぞう》が正常《せいじょう》な拍動《はくどう》を取《と》りもどし，命《いのち》を救《すく》える場合《ばあい》があります。意識《いしき》を失《うしな》っている人《ひと》がいたら，ためらうことなくAEDを使用《しよう》してください。

心室細動《しんしつさいどう》は一刻《いっこく》を争《あらそ》う状態《じょうたい》!

心室細動《しんしつさいどう》の発生《はっせい》から数分以内《すうふんいない》であれば，AEDによる電気《でんき》ショックによって電気信《でんきしん》号《ごう》の足並《あしな》みをそろえ，正常《せいじょう》な状態《じょうたい》へと回復《かいふく》させることができます。

心室細動《しんしつさいどう》

電気信号《でんきしんごう》の伝達《でんたつ》に混乱《こんらん》が生《しょう》じ，心室《しんしつ》のさまざまな場所《ばしょ》で電気信号《でんきしんごう》が発《はっ》せられます。その結果《けっか》，心臓《しんぞう》がけいれんして，心臓《しんぞう》のポンプ機能《きのう》が失《うしな》われます。

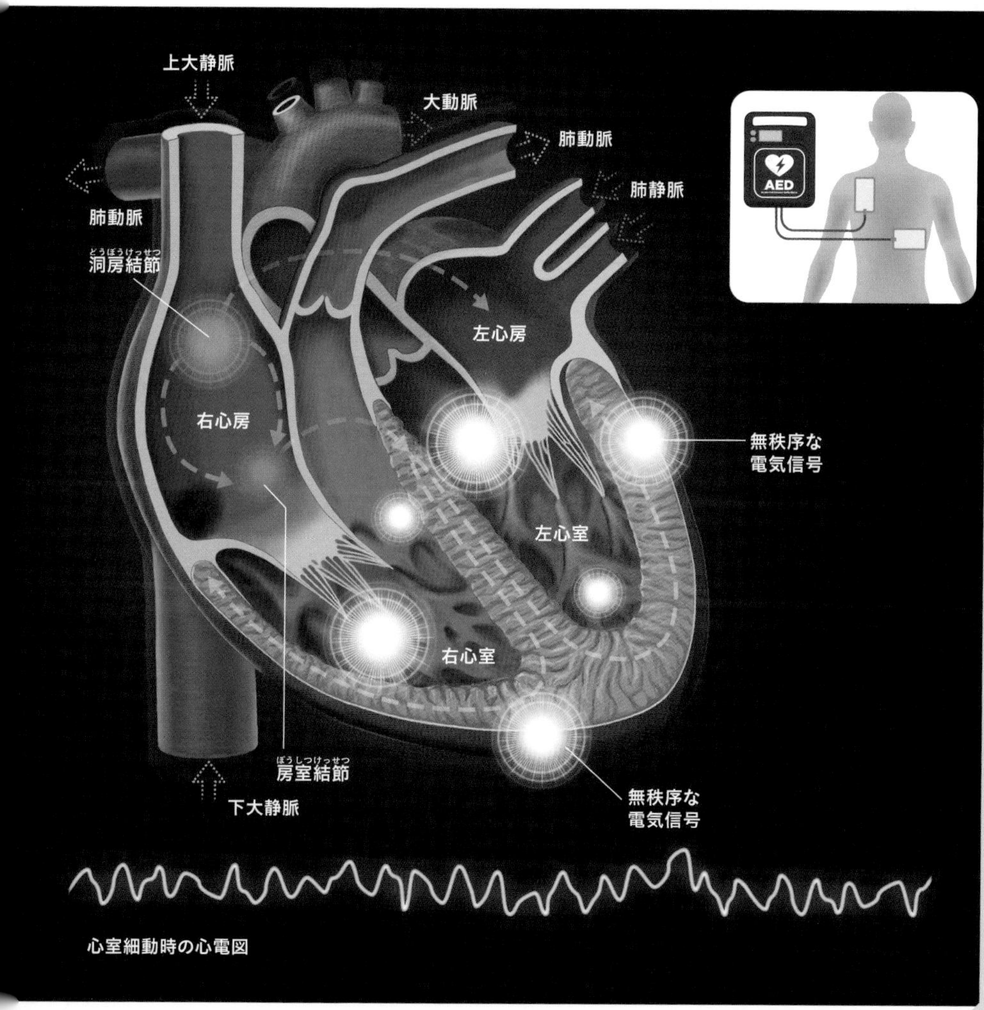

心室細動時の心電図

高血圧《こうけつあつ》が『サイレントキラー』とよばれる理由《りゆう》

自覚症状《じかくしょうじょう》がないまま進行《しんこう》する

血圧《けつあつ》の値《あたい》と注意《ちゅうい》信号《しんごう》

血圧　単位：mmHg

上の血圧180以上 または 下の血圧110以上	重症高血圧（III度高血圧）	
上の血圧160～179 または 下の血圧100～109	中等症高血圧（II度高血圧）	
上の血圧140以上 かつ 下の血圧90未満	収縮期高血圧	
上の血圧140～159 または 下の血圧90～99	軽症高血圧（I度高血圧）	
上の血圧130～139 または 下の血圧85～89	正常高値血圧	
上の血圧120～129 または 下の血圧80～84	正常血圧	
上の血圧120未満 かつ 下の血圧80未満	至適血圧	心血管病の累積《るいせき》死亡率が最も低く，最も望ましい血圧です。

血圧《けつあつ》は「上《うえ》」と「下《した》」の，二《ふた》つの数値《すうち》であらわします。心臓《しんぞう》の筋肉《きんにく》が収縮《しゅうしゅく》し，血液《けつえき》を押《お》しだしたときの，最《もっと》も高《たか》くなった血圧《けつあつ》が上《うえ》の数値《すうち》です。逆《ぎゃく》に，心臓《しんぞう》の筋肉《きんにく》がゆるんだときの最《もっと》も低《ひく》くなった血圧《けつあつ》が下《した》の数値《すうち》です。

表《ひょう》の赤信号《あかしんごう》は「診察《しんさつ》と治療《ちりょう》が必要《ひつよう》な状態《じょうたい》」，黄信号《きしんごう》は「生活習慣《せいかつしゅうかん》の改善《かいぜん》が必要《ひつよう》な状態《じょうたい》」，青信号《あおしんごう》は「正常値《せいじょうち》（基準値《きじゅんち》）の範囲《はんい》」のめやすです。

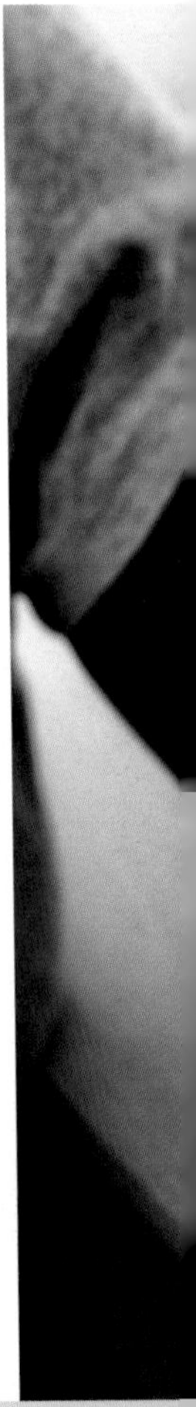

出典：「高血圧治療ガイドライン」（日本高血圧学会），Newton別冊『からだの検査数値 新装版』

血《けつ》圧《あつ》は，日《ひ》ごろから必《かなら》ず把握《はあく》しておきたい重要《じゅうよう》な健康《けんこう》の指標《しひょう》です。最高血圧《さいこうけつあつ》が140以上《いじょう》，または最低血圧《さいていけつあつ》が90以上《いじょう》で高血圧症《こうけつあつしょう》と診断《しんだん》されます。

高血圧症《こうけつあつしょう》は生活習慣病《せいかつしゅうかんびょう》の一《ひと》つで，放《ほお》っておくと，血管《けっかん》を破裂《はれつ》させたり，心不全《しんふぜん》をおこしたりする危険性《きけんせい》が高《たか》まります。自覚症状《じかくしょうじょう》がないまま進行《しんこう》するので，“サイレント・キラー（静《しず》かなる殺《ころ》し屋《や》）”とよばれます。

塩分《えんぶん》（塩化《えんか》ナトリウム）の取《と》りすぎは高血圧症《こうけつあつしょう》の原因《げんいん》となります。血液中《けつえきちゅう》のナトリウムがふえ，それを薄《うす》めるために血管内《けっかんない》の水分《すいぶん》がふえるため，血圧《けつあつ》が上《あ》がるのです。日常的《にちじょうてき》に多《おお》くの塩分《えんぶん》をとっていると，血圧《けつあつ》がつねに高《たか》いままになってしまいます。

日本人《にほんじん》の1日《にち》の塩分摂取量《えんぶんせっしゅりょう》は平均《へいきん》で約《やく》10グラムです。日本高血圧学会《にほんこうけつあつがっかい》減塩委員会《げんえんいいんかい》は，高血圧症《こうけつあつしょう》予防《よぼう》のために1日《にち》6グラム未満《みまん》をすすめています。

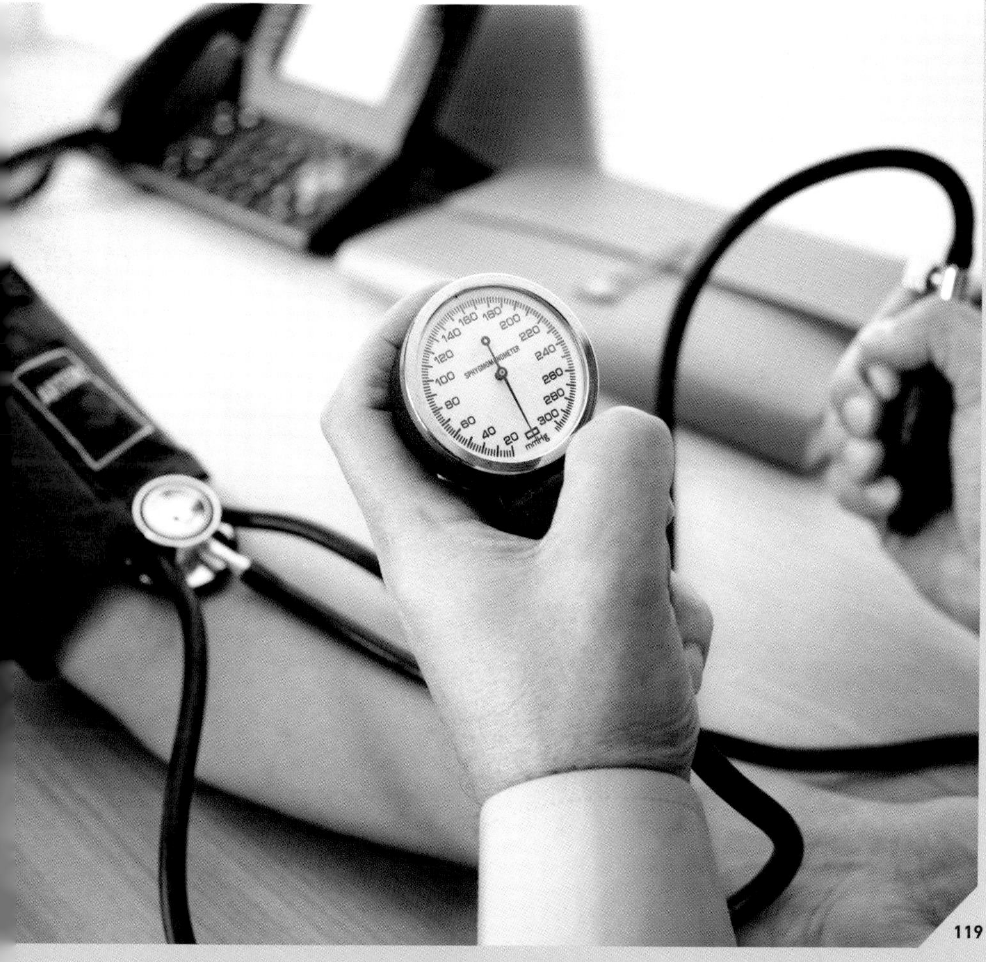

『コレステロール値《ち》の異常《いじょう》』を甘《あま》くみない！

動脈硬化《どうみゃくこうか》をまねく「脂質異常症《ししついじょうしょう》」とは？

治療《ちりょう》せずに放置《ほうち》している人《ひと》も大勢《おおぜい》いる

厚生労働省《こうせいろうどうしょう》の調査《ちょうさ》によると，2017年時点《ねんじてん》で脂質異常症《ししついじょうしょう》の患者《かんじゃ》は220万《まん》5000人《にん》に達《たっ》しています※1。ただし，これは治療《ちりょう》を受《う》けている人《ひと》の数《かず》です。異常《いじょう》を指摘《してき》されつつ放置《ほうち》している未治療者《みちりょうしゃ》も大勢《おおぜい》おり，とくに40代《だい》で多《おお》いことが問題《もんだい》になっています※2。

LDLコレステロールが動脈硬化《どうみゃくこうか》をもたらすしくみ

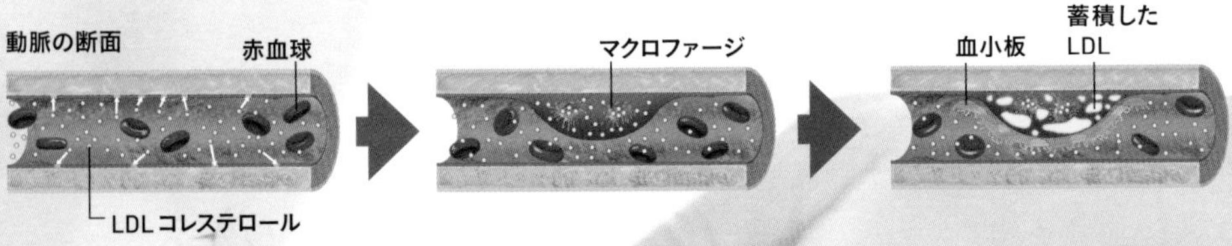

1. LDLコレステロールが血中《けっちゅう》に増加《ぞうか》しすぎると，血管《けっかん》の内膜《ないまく》にできた小《ちい》さな傷《きず》から，内膜《ないまく》の中《なか》に入《はい》りこむことがあります。

2. 内膜《ないまく》の中《なか》にたまったLDLは，マクロファージという免疫細胞《めんえきさいぼう》に取《と》りこまれます。そして，LDLとマクロファージの残骸《ざんがい》がたまり，内膜《ないまく》がふくれあがっていきます。

3. 内膜《ないまく》にできた傷《きず》をふさぐために血小板《けっしょうばん》が集《あつ》まり，血栓《けっせん》ができます。こうして血管《けっかん》のしなやかさが失《うしな》われたり，血流《けつりゅう》が悪《わる》くなったりします（動脈硬化《どうみゃくこうか》）。

※1：主な傷病の総患者数，平成29年（2017年）患者調査の概況，厚生労働省
※2：年代別・世代別課題その2，中央社会保険医療協議会 総会（第413回）議事次第，厚生労働省，平成31年4月24日

血《けつ》液検査《えきけんさ》で「コレステロール値《ち》の異常《いじょう》」を指摘《してき》される人《ひと》は少《すく》なくありません。**コレステロールは脂質《ししつ》の一種《いっしゅ》で，血中《けっちゅう》の脂質量《ししつりょう》が基準値《きじゅんち》を外《はず》れた状態《じょうたい》を「脂質異常症《ししついじょうしょう》」といいます。**脂質異常症《ししついじょうしょう》の最大《さいだい》の問題《もんだい》は，動脈硬化《どうみゃくこうか》（112ページ）を引《ひ》きおこすことです。

脂質《ししつ》には「LDL（悪玉《あくだま》）コレステロール」「HDL（善玉《ぜんだま》）コレステロール」「トリグリセリド（中性脂肪《ちゅうせいしぼう》）」の3種類《しゅるい》があります。動脈硬化《どうみゃくこうか》は，主《おも》にLDLコレステロールがもたらします（左下《ひだりした》の図《ず》）。

脂質異常症《ししついじょうしょう》の発症《はっしょう》は，生活習慣《せいかつしゅうかん》と深《ふか》く関連《かんれん》しています。動物性脂肪《どうぶつせいしぼう》や糖質《とうしつ》（炭水化物《たんすいかぶつ》と糖分《とうぶん》）などの取《と》りすぎは，脂質異常症《ししついじょうしょう》のリスクを高《たか》めます。肥満《ひまん》や運動不足《うんどうぶそく》も代表的《だいひょうてき》なリスク因子《いんし》です。

脂質異常症《ししついじょうしょう》には自覚症状《じかくしょうじょう》がありません。そのため，定期的《ていきてき》に血液検査《けつえきけんさ》を受《う》け，必要《ひつよう》に応《おう》じて治療《ちりょう》を受《う》けることが重要《じゅうよう》です。

LDL ／ HDLコレステロールの値《あたい》と注意信号《ちゅういしんごう》

以下《いか》に，LDLコレステロール，HDLコレステロールの血液検査《けつえきけんさ》における値《あたい》とその危険度《きけんど》を示《しめ》しました。赤信号《あかしんごう》は「診察《しんさつ》と治療《ちりょう》が必要《ひつよう》な状態《じょうたい》」，黄信号《きしんごう》は「生活習慣《せいかつしゅうかん》の改善《かいぜん》が必要《ひつよう》な状態《じょうたい》」，青信号《あおしんごう》は「正常値《せいじょうち》（基準値《きじゅんち》）の範囲《はんい》」の大《おお》まかなめやすをあらわしています。

LDL コレステロール値　**単位：mg/dL**

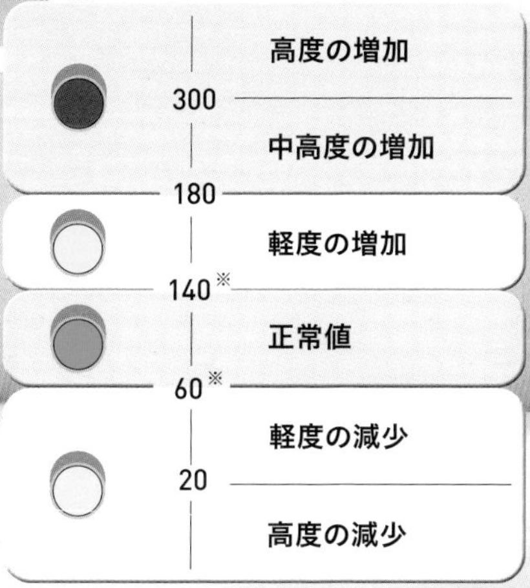

※：日本臨床検査標準協議会（JCCLS）の「共用基準範囲」では65～163。

HDL コレステロール値　**単位：mg/dL**

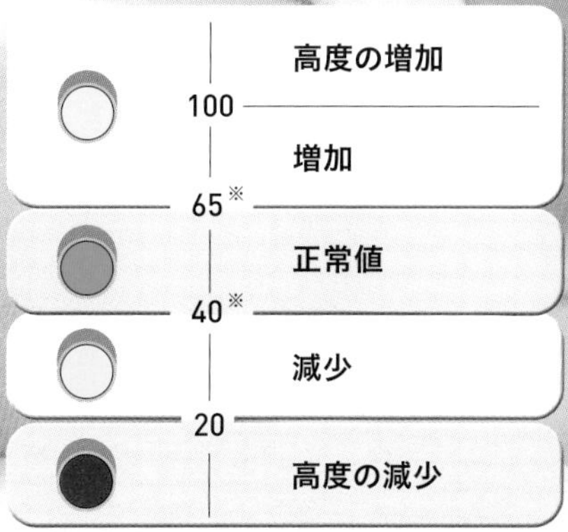

※：日本臨床検査標準協議会（JCCLS）の「共用基準範囲」では，38～90（男性），48～103（女性）。

Column

コーヒーブレーク

肥満《ひまん》は動脈硬化《どうみゃくこうか》への特急券《とっきゅうけん》

体《たい》内《ない》の脂肪《しぼう》は，「白色脂肪《はくしょくしぼう》細胞《さいぼう》」に貯蔵《ちょぞう》されます。白色脂肪細胞《はくしょくしぼうさいぼう》は脂肪《しぼう》をたくわえるだけでなく，体《からだ》に影響《えいきょう》をあたえる多《おお》くの物質《ぶっしつ》をつくります。

たとえば，血液中《けつえきちゅう》からのブドウ糖《とう》の取《と》りこみをうながす「アディポネクチン」，反対《はんたい》にブドウ糖《とう》の取《と》りこみをおさえる「TNF-α」や「レジスチン」，血《けっ》

肥満《ひまん》から動脈硬化《どうみゃくこうか》へ

肥満《ひまん》によって血管《けっかん》が変化《へんか》し，動脈硬《どうみゃくこう》化《か》がおこり，大病《たいびょう》へと進《すす》むようすを示《しめ》しました。

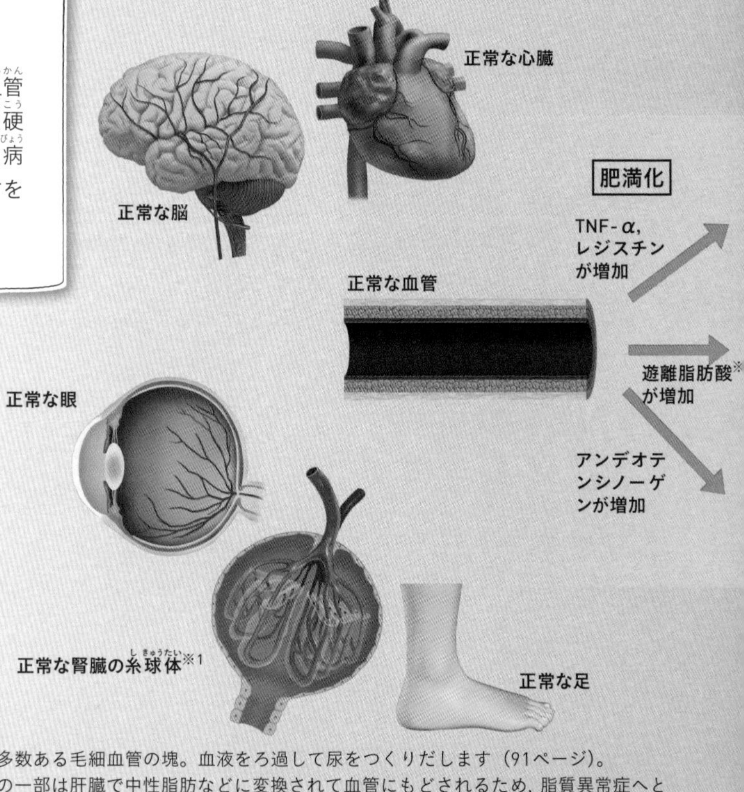

※1：腎臓の中に多数ある毛細血管の塊。血液をろ過して尿をつくりだします（91ページ）。

※2：遊離脂肪酸の一部は肝臓で中性脂肪などに変換されて血管にもどされるため，脂質異常症へとつながります。

管《かん》を収縮《しゅうしゅく》させる「アンジオテンシン」の材料《ざいりょう》となる「アンジオテンシノーゲン」，血液《けつえき》を固《かた》めて止血《しけつ》効果《こうか》を高《たか》める「PAI-1」などは，白《はく》色《しょく》脂肪《しぼう》細胞《さいぼう》から分泌《ぶんぴつ》されます。

白色《はくしょく》脂肪細胞《しぼうさいぼう》に過剰《かじょう》な脂肪《しぼう》が蓄積《ちくせき》される，つまり肥満《ひまん》になると，**アディポネクチンの分泌量《ぶんぴつりょう》が減《げん》少《しょう》します。一方《いっぽう》，TNF-αとレジスチンの分泌量《ぶんぴつりょう》はふえ，血液中《けつえきちゅう》のブドウ糖《とう》が細胞《さいぼう》に取《と》りこまれにくくなって「高血糖《こうけっとう》」状態《じょうたい》になります。**ブドウ糖《とう》には血管《けっかん》の内側《うちがわ》の壁《かべ》を傷《きず》つける性質《せいしつ》があるため，高血糖《こうけっとう》がつづくと血管《けっかん》が劣化《れっか》します。さらに，PAI-1の分泌量《ぶんぴつりょう》も増加《ぞうか》することから血栓《けっせん》ができ，動脈硬化《どうみゃくこうか》をおこしやすくなります。

このように，肥満《ひまん》は動脈硬化《どうみゃくこうか》への“特急券《とっきゅうけん》”といえるのです。

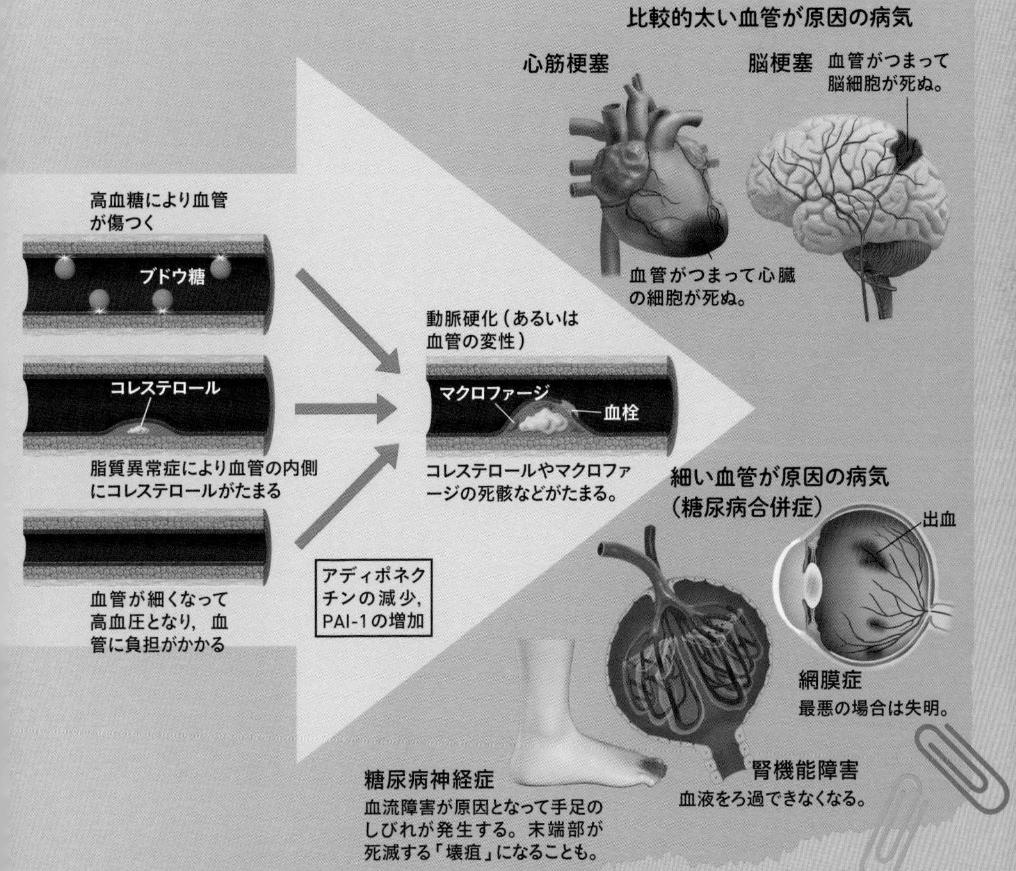

5

脳《のう》と神経《しんけい》のトリセツ

人間《にんげん》の体《からだ》は電気製品《でんきせいひん》と同《おな》じように，電気信《でんきしん》号《ごう》によってコントロールされています。脳《のう》と神経《しんけい》は，コンピューターと通信《つうしん》ケーブルのようなものともいえるでしょう。5章《しょう》では，人体《じんたい》の司令塔《しれいとう》である脳《のう》と神経《しんけい》のしくみと，その取《と》り扱《あつか》い方法《かたほう》をみていきます。

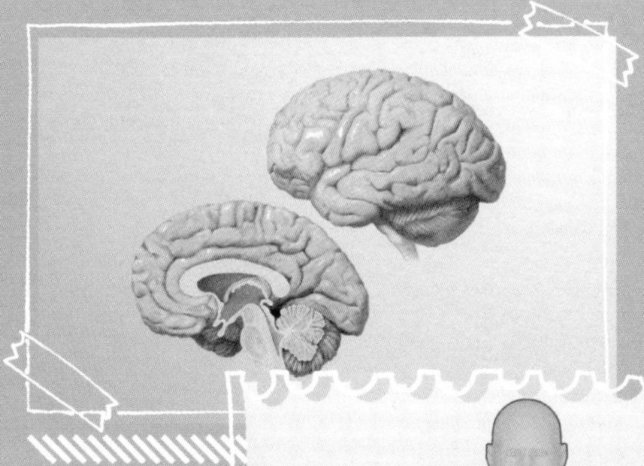

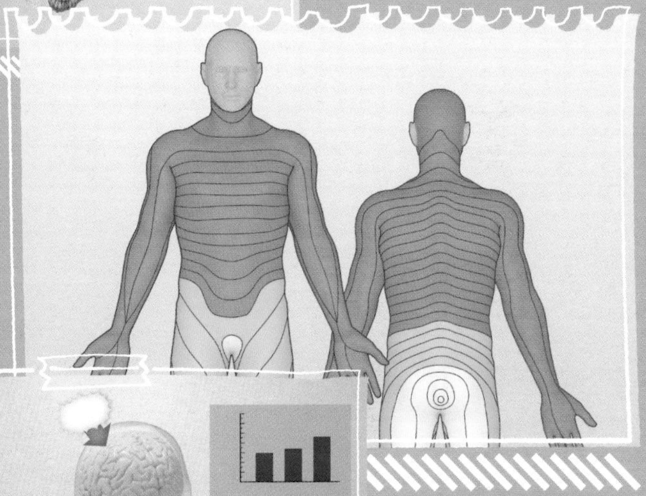

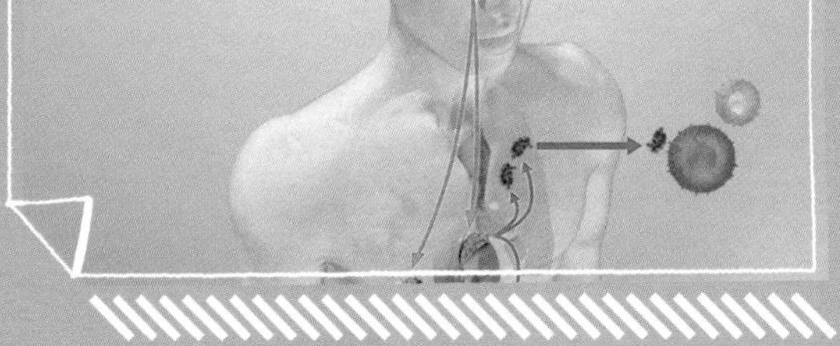

大脳《だいのう》は人体《じんたい》のメインコンピューター

全身《ぜんしん》に指令《しれい》をあたえている

スマホや電気《でんき》製品《せいひん》と同《おな》じく，人《にん》間《げん》の体《からだ》も電気信号《でんきしんごう》によってコントロールされています。全身《ぜんしん》には，電気信号《でんきしんごう》を伝《つた》える「抹消神経系《まっしょうしんけいけい》」がはりめぐらされています。そして，全《ぜん》身《しん》の感覚器官《かんかくきかん》から末梢神経系《まっしょうしんけいけい》を通《つう》じて入力《にゅうりょく》された情報《じょうほう》を取《と》りまとめ，全身《ぜんしん》に指令《しれい》をあたえるコントロールセンターが「中枢神経系《ちゅうすうしんけいけい》」です。

中枢神経系《ちゅうすうしんけいけい》は，「脳《のう》」と「脊髄《せきずい》」からなります。脳《のう》は，頭蓋骨《とうがいこつ》の内部《ないぶ》におさめられています。

脳《のう》の重《おも》さは，体重《たいじゅう》60キログラムの成人男性《せいじんだんせい》で1.4キログラム前後《ぜんご》。体《たい》重《じゅう》の2～3%にすぎませんが，**心臓《しんぞう》から出《で》る血液《けつえき》の約《やく》15%を受《う》け取《と》り，エネルギーの約《やく》20%を消費《しょうひ》します**。

脳《のう》は，大脳《たいのう》・小脳《しょうのう》・脳幹《のうかん》に分《わ》かれています。大脳《だいのう》は，思考《しこう》や記憶《きおく》などの高度《こうど》な情報処理《じょうほうしょり》を行《おこな》う，人体《じんたい》のメインコンピューターです。小脳《しょうのう》は姿《し》勢《せい》や運動《うんどう》を調節《ちょうせつ》しています。脳幹《のうかん》は，呼吸《こきゅう》や体温調節《たいおんちょうせつ》，睡眠《すいみん》などを支配《しはい》して生命《せいめい》を維持《いじ》する重要《じゅうよう》な部分《ぶぶん》です。

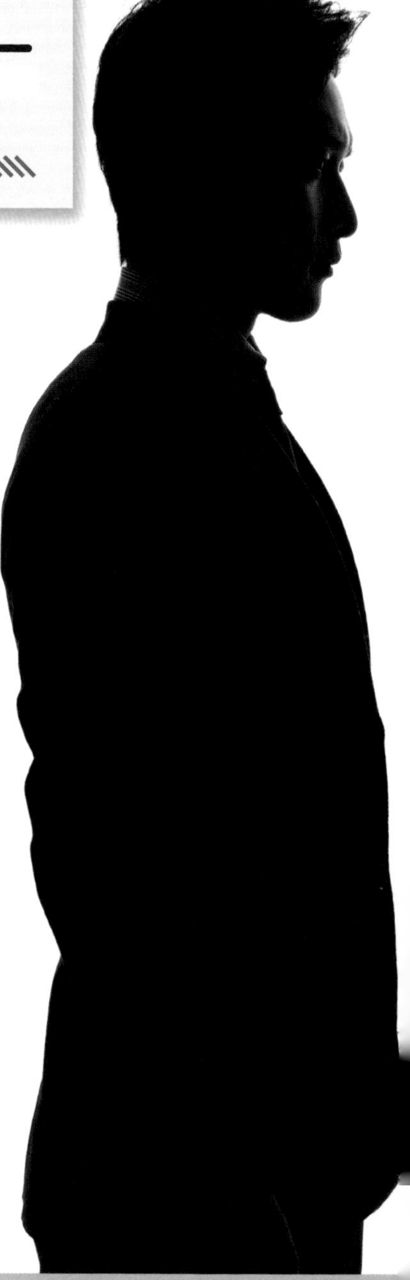

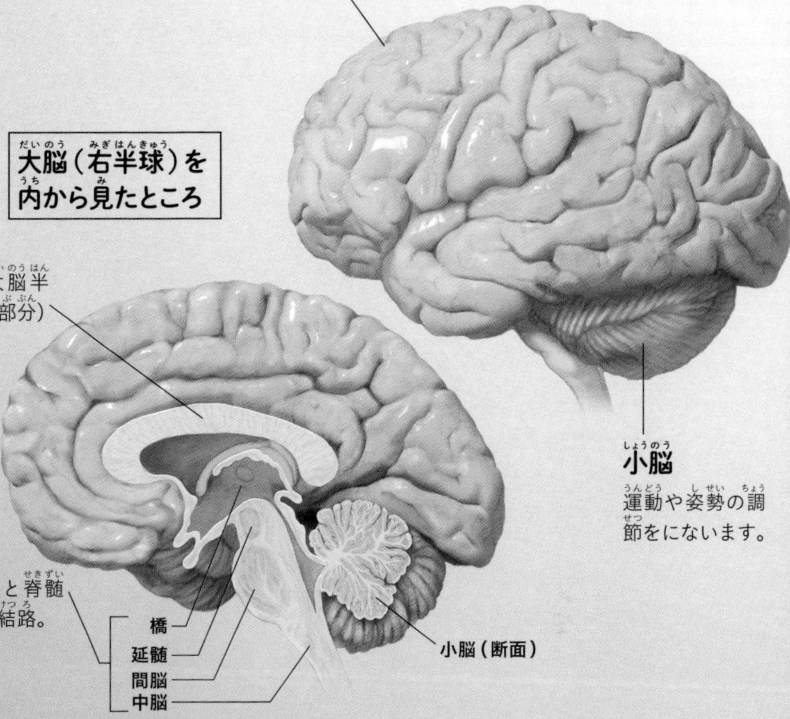

脳《のう》の大《おお》きさや形《かたち》は男女《だんじょ》でちがう?

専門家《せんもんか》によれば，男女《だんじょ》の脳《のう》の形《かたち》は，基本的《きほんてき》にはまったく同《おな》じで，男女《だんじょ》の統計的《とうけいてき》な差《さ》よりも，個人差《こじんさ》のほうが大《おお》きいといわれています。

感覚《かんかく》も脳《のう》からの指令《しれい》も，すべて脊髄《せきずい》を経由《けいゆ》する

脊髄《せきずい》は超重要《ちょうじゅうよう》なケーブル

脊《せき》髄《ずい》は，首《くび》から腰《こし》までつらなった，太《ふと》くて長《なが》い神経《しんけい》の集《あつ》まりです。全身《ぜんしん》の皮膚《ひふ》や筋肉《きんにく》で得《え》た感覚《かんかく》は，脊髄《せきずい》を経由《けいゆ》して脳《のう》へと届《とど》けられます。また，筋肉《きんにく》を動《うご》かす脳《のう》の指令《しれい》も，脊髄《せきずい》を経由《けいゆ》して全身《ぜんしん》へと届《とど》けられます。

脳《のう》と並《なら》んできわめて重要《じゅうよう》な中枢神《ちゅうすうしん》経系《けいけい》である脊髄《せきずい》は，脊柱《せきちゅう》の内部《ないぶ》におさめられて守《まも》られています。しかし，事故《じこ》などで脊柱《せきちゅう》が大《おお》きな衝撃《しょうげき》を受《う》け，脊髄《せきずい》が傷《きず》ついてしまう「脊髄損傷《せきずいそんしょう》」になると，体《からだ》の一部《いちぶ》や全身《ぜんしん》が麻痺《まひ》してしまいます。

現代《げんだい》の医学《いがく》をもってしても，脊髄《せきずい》損傷《そんしょう》はなおすことができません。世《せ》界中《かいじゅう》の研究者《けんきゅうしゃ》によって，脊髄《せきずい》の再生《さいせい》をめざした研究《けんきゅう》が行《おこな》われています。

脳《のう》と脊髄《せきずい》の中枢神経系以外《ちゅうすうしんけいけいいがい》のすべての神経《しんけい》を，末梢神経系《まっしょうしんけいけい》といいます。末梢神経系《まっしょうしんけいけい》は，全身《ぜんしん》のすみずみまではりめぐらされており，その機《き》能《のう》によって，感覚神経《かんかくしんけい》，運動神経《うんどうしんけい》，自《じ》律神経《りつしんけい》に分類《ぶんるい》されます。

脊髄《せきずい》は，脊柱《せきちゅう》に守られている

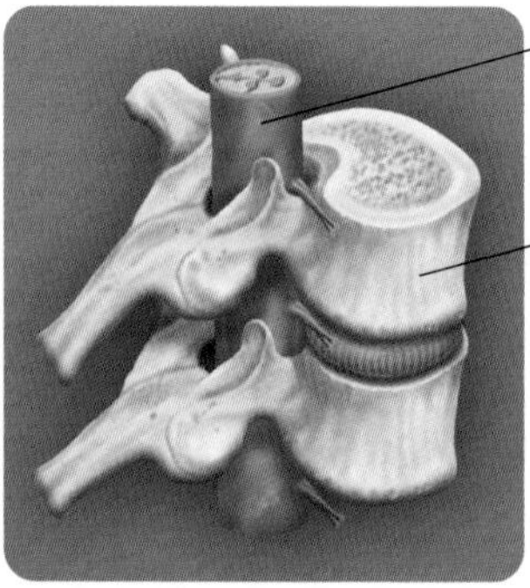

脊髄《せきずい》は傷《きず》つくとなおせない

脊髄《せきずい》は，傷《きず》ついてしまうと運動《うんどう》や知覚《ちかく》の障害《しょうがい》がおきます。最《もっと》も多《おお》い原因《げんいん》は自動車事故《じどうしゃじこ》です。

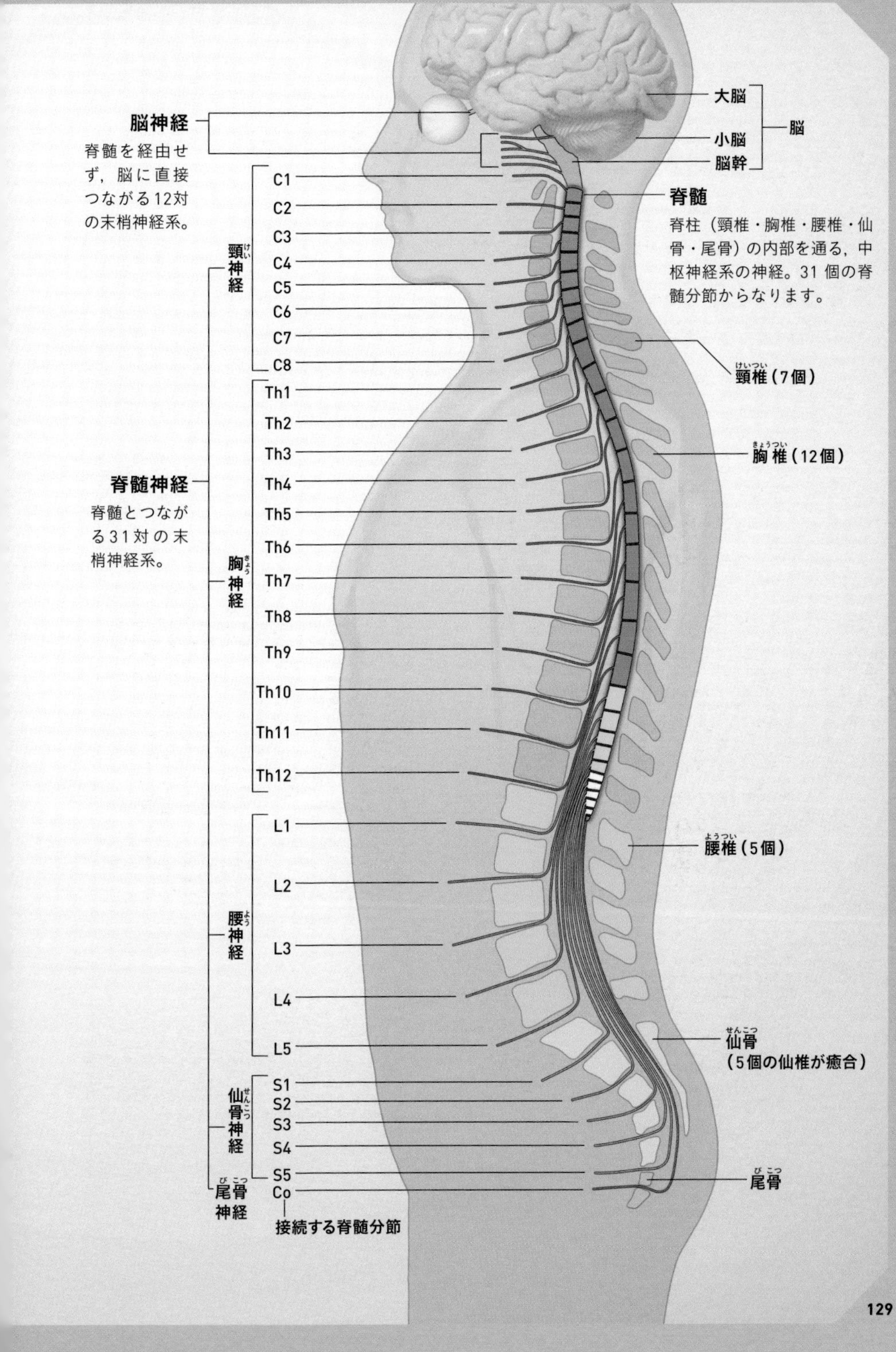

大脳
小脳
脳幹
脳
脳神経
脊髄を経由せず，脳に直接つながる12対の末梢神経系。
脊髄
脊柱（頸椎・胸椎・腰椎・仙骨・尾骨）の内部を通る，中枢神経系の神経。31 個の脊髄分節からなります。
脊髄神経
脊髄とつながる31対の末梢神経系。
頸《けい》神経
C1
C2
C3
C4
C5
C6
C7
C8
胸《きょう》神経
Th1
Th2
Th3
Th4
Th5
Th6
Th7
Th8
Th9
Th10
Th11
Th12
腰《よう》神経
L1
L2
L3
L4
L5
仙骨《せんこつ》神経
S1
S2
S3
S4
S5
尾骨《びこつ》神経
Co
接続する脊髄分節
頸椎《けいつい》（7個）
胸椎《きょうつい》（12個）
腰椎《ようつい》（5個）
仙骨《せんこつ》
（5個の仙椎が癒合）
尾骨《びこつ》

感覚《かんかく》が伝《つた》わるルートは決《き》まっている

触覚《しょっかく》などの感覚《かんかく》センサーは，手《て》に最《もっと》も多《おお》く分布《ぶんぷ》している

手《て》や足《あし》など，体《からだ》のさまざまな場《ば》所《しょ》の感覚《かんかく》は，感覚神経《かんかくしんけい》によって脳《のう》などの中枢神経系《ちゅうすうしんけいけい》へと伝《つた》わります。その主《おも》なルートが，脊髄《せきずい》（前《ぜん》ページ）につながる31対《つい》の脊髄神経《せきずいしんけい》です。ただし，顔面《がんめん》の感覚《かんかく》を伝《つた》える感覚神経《かんかくしんけい》は，脊髄《せきずい》を経由《けいゆ》せずに直接《ちょくせつ》脳幹《のうかん》に接続《せつぞく》しています。

全身《ぜんしん》の皮膚《ひふ》には，触覚《しょっかく》や痛覚《つうかく》に加《くわ》えて，圧覚《あっかく》（圧力《あつりょく》を感《かん》じる感覚《かんかく》），冷《れい》覚《かく》，温覚《おんかく》の5種類《しゅるい》に対応《たいおう》するセンサーが分布《ぶんぷ》しています。これらの分布《ぶんぷ》は，全身《ぜんしん》で均等《きんとう》ではありません。

センサーが最《もっと》も密《みつ》に分布《ぶんぷ》しているのが指先《ゆびさき》で，わずかにはなれた2か所《しょ》を同時《どうじ》につまようじなどで突《つ》くと，「2か所《しょ》を突《つ》かれた」と感《かん》じることができます。一方《いっぽう》で，背中《せなか》や太《ふと》ももではセンサーがまばらにしかないため，2か所《しょ》が大《おお》きくはなれていないと区別《くべつ》できず，1か所《しょ》と感《かん》じてしまいます。

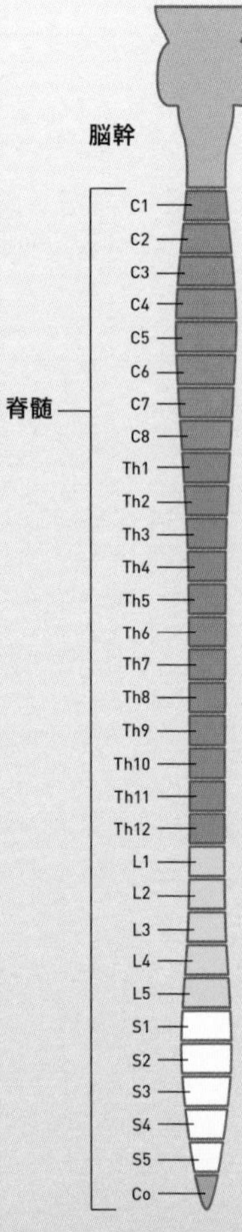

しびれの原因《げんいん》は脊髄《せきずい》の疾患《しっかん》かも

椎間板《ついかんばん》ヘルニアなどの疾患《しっかん》で，脊《せき》髄《ずい》が圧迫《あっぱく》されると，その分節《ぶんせつ》が担《たん》当《とう》する体《からだ》の部分《ぶぶん》が広範囲《こうはんい》にしびれることがあります。

感覚《かんかく》の“守備範囲《しゅびはんい》”で全身《ぜんしん》を色《いろ》分《わ》けした皮膚分節《ひふぶんせつ》

皮膚分節《ひふぶんせつ》（デルマトーム）は，31対《つい》の脊髄神経《せきずいしんけい》と脳幹《のうかん》につながる感覚神経《かんかくしんけい》が受《う》けもつ体《からだ》の部分《ぶぶん》を色《いろ》分《わ》けしたものです。

前側《まえがわ》

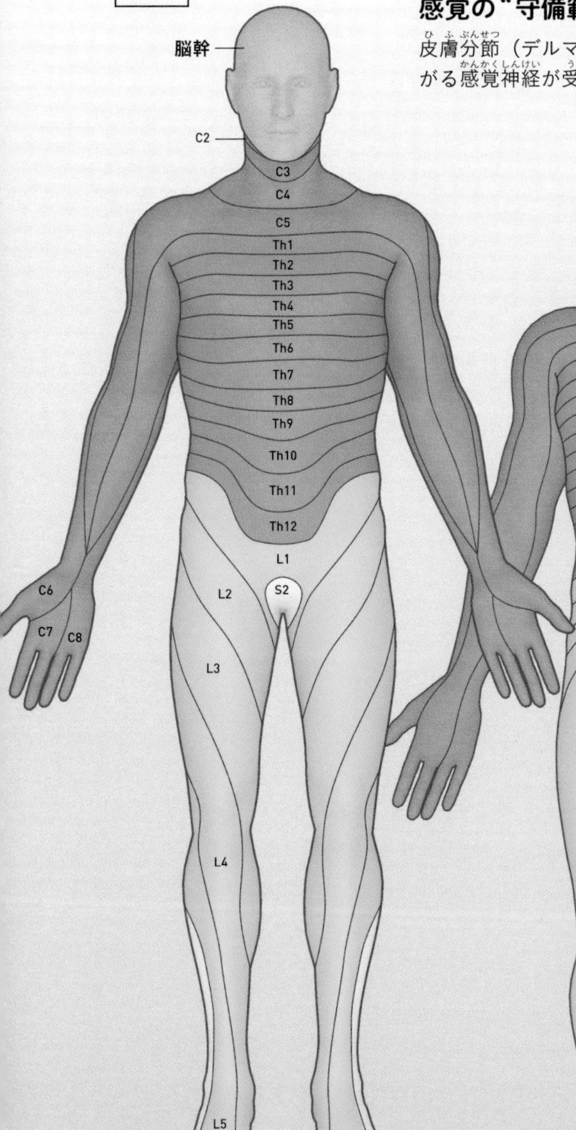

うしろ側《がわ》

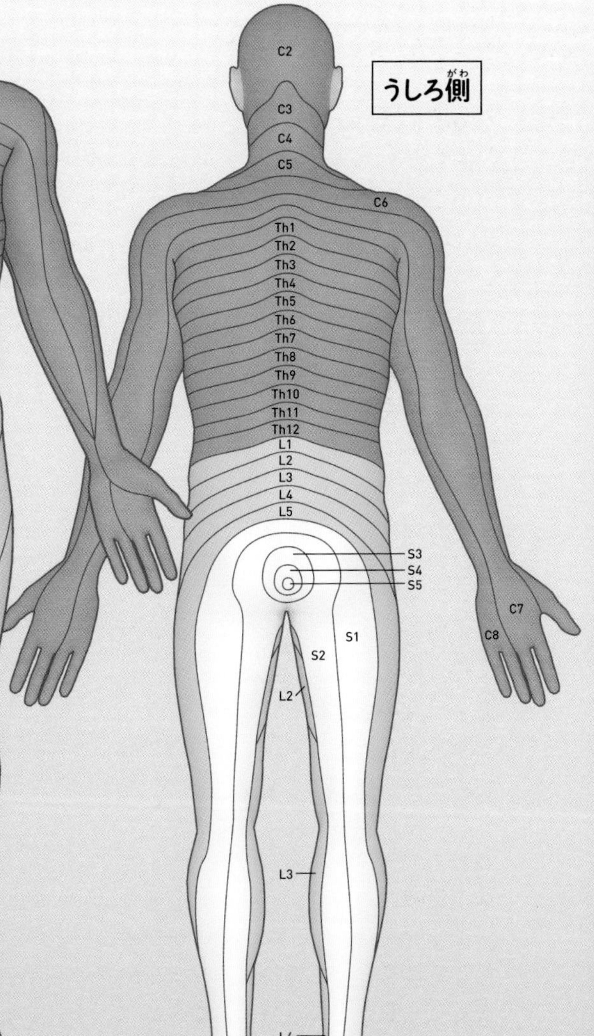

自律神経《じりつしんけい》とストレスの関係《かんけい》を知《し》ろう

“戦闘《せんとう》モード”と“休息《きゅうそく》モード”

興《こう》奮《ふん》すると胸《むね》はドキドキしますが，リラックスすればおさまります。こうした切《き》りかえを行《おこな》うのが，自律神経《じりつしんけい》です。自律神経《じりつしんけい》は，「交感神経《こうかんしんけい》」と「副交感神経《ふくこうかんしんけい》」の2種類《しゅるい》の神経系《しんけいけい》からなりたっています。

交感神経《こうかんしんけい》は，危険《きけん》を察知《さっち》したり，ストレスを感《かん》じたりしたときにはたらき，体《からだ》を“戦闘《せんとう》モード”に近《ちか》づけます。反対《はんたい》に，体《からだ》を“休息《きゅうそく》モード”に近《ちか》づけるのが副交感神経《ふくこうかんしんけい》です。危険《きけん》やストレスがなくなり，リラックスできる状況《じょうきょう》になると，副交感神経《ふくこうかんしんけい》のはたらきがうながされます。

二《ふた》つの自律神経《じりつしんけい》は，環境《かんきょう》の変化《へんか》に応《おう》じて，意思《いし》とは無関係《むかんけい》にはたらき，体《からだ》の調子《ちょうし》を最適《さいてき》な状態《じょうたい》に調整《ちょうせい》します。

不規則《ふきそく》な生活習慣《せいかつしゅうかん》やストレスなどが重《かさ》なると，自律神経《じりつしんけい》のバランスが乱《みだ》れてしまいます。だるさや肩《かた》こり，頭痛《ずつう》などの不調《ふちょう》を感《かん》じたら，まずはゆっくり休《やす》み，生活環境《せいかつかんきょう》をみなおしましょう。

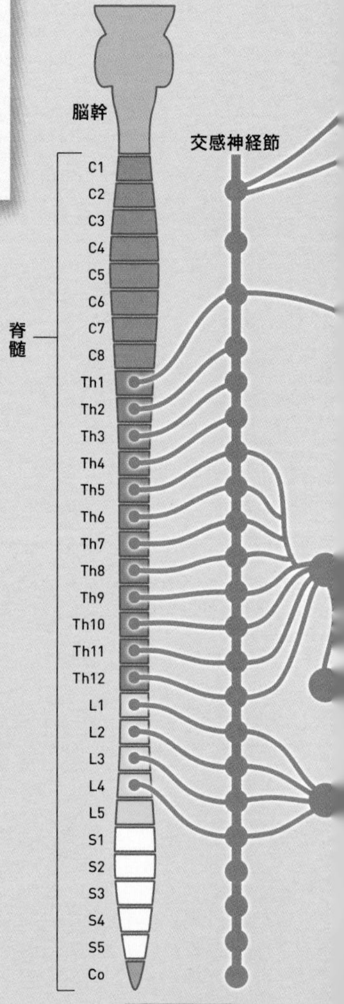

交感神経《こうかんしんけい》

交感神経《こうかんしんけい》がはたらくと，瞳孔《どうこう》が収縮《しゅうしゅく》し，体全体《からだぜんたい》が緊張《きんちょう》します。また，心肺機能《しんぱいきのう》が活発《かっぱつ》になり，全身《ぜんしん》に多《おお》くの血液《けつえき》と酸素《さんそ》を届《とど》けます。

自律神経《じりつしんけい》の経路《けいろ》

同《おな》じ臓器《ぞうき》に交感神経《こうかんしんけい》と副交感神経《ふくこうかんしんけい》の両方《りょうほう》がつながっていることが多《おお》いのですが，果《は》たす役《やく》割《わり》は正反対《せいはんたい》です。

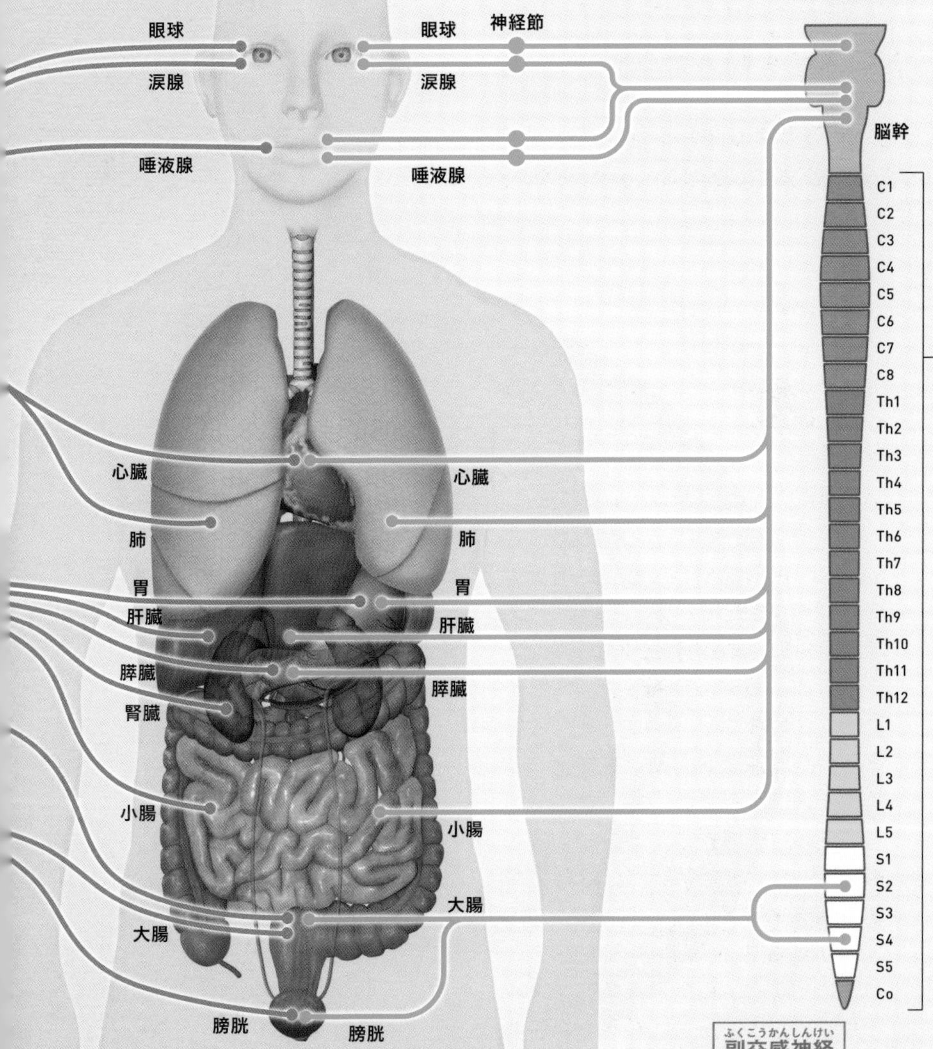

副交感神経《ふくこうかんしんけい》

副交感神経《ふくこうかんしんけい》がはたらくと，瞳孔《どうこう》が開《ひら》き，体全体《からだぜんたい》がリラックスします。胃腸《いちょう》や消化腺《しょうかせん》のはたらきが活発《かっぱつ》になり，食事《しょくじ》や排《はい》せつをするのに適《てき》した状態《じょうたい》になります。

脳《のう》の血管《けっかん》異常《いじょう》でおきる「脳卒中《のうそっちゅう》」

少《すこ》しでも症状《しょうじょう》がみられたら病院《びょういん》へ！

「脳《のう》梗塞《こうそく》」「脳出血《のうしゅっけつ》」「くも膜下《まくか》出血《しゅっけつ》」を総称《そうしょう》して「脳卒中《のうそっちゅう》」といいます。厚生労働省《こうせいろうどうしょう》の統計《とうけい》によると，脳卒中《のうそっちゅう》は死因《しいん》の第《だい》4位《い》※1を，介護《かいご》が必要《ひつよう》になった主《おも》な原因《げんいん》の第《だい》2位《い》※2を占《し》めています。

脳《のう》の血管《けっかん》がつまる脳梗塞《のうこうそく》には，三《みっ》つのタイプがあります（図《ず》の右側《みぎがわ》）。脳出血《のうしゅっけつ》とは，脳《のう》の動脈《どうみゃく》が突然破《とつぜんやぶ》れる病気《びょうき》です。くも膜下出血《まくかしゅっけつ》は，脳《のう》をおおう3層《そう》の膜《まく》のすき間《ま》のうちの「くも膜下腔《まくかくう》」（図《ず》の左側《ひだりがわ》）に出血《しゅっけつ》が生《しょう》じる病気《びょうき》です。**脳卒中《のうそっちゅう》は，生活習慣病《せいかつしゅうかんびょう》，喫煙《きつえん》，肥満《ひまん》，ストレスなど，さまざまな要因《よういん》で発症《はっしょう》リスクが高《たか》まります。**

脳卒中《のうそっちゅう》の初期症状《しょきしょうじょう》には，意識障害《いしきしょうがい》，手足《てあし》の麻痺《まひ》，しびれなどの感覚障害《かんかくしょうがい》や感覚《かんかく》の喪失《そうしつ》，言語障害《げんごしょうがい》（ろれつがまわらないなど），視野障害《しやしょうがい》などがあります。くも膜下出血《まくかしゅっけつ》では，しばしば，バットで殴《なぐ》られたような頭痛《ずつう》や吐《は》き気《け》を生《しょう》じます。

発症《はっしょう》から3時間《じかん》ほどの間《あいだ》に治療《ちりょう》できるかが，大《おお》きなポイントになるといいます。

脳出血《のうしゅっけつ》

高血圧《こうけつあつ》などによってもろくなった脳《のう》の動脈《どうみゃく》が，血圧《けつあつ》の上昇《じょうしょう》などによって突然破《とつぜんやぶ》れ，それより先《さき》に血液《けつえき》が送《おく》られなくなる病気《びょうき》です。

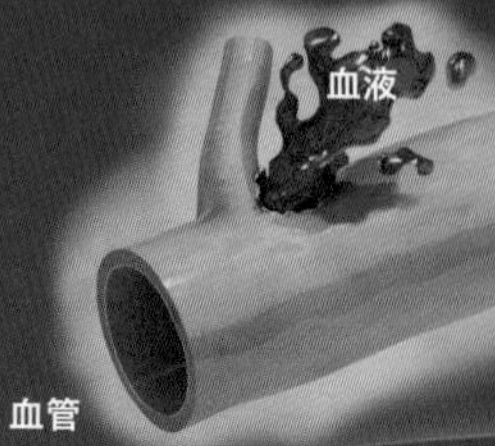

くも膜下出血《まくかしゅっけつ》

脳《のう》は，三《みっ》つの膜《まく》に包《つつ》まれています。くも膜下出血《まくかしゅっけつ》は，軟膜《なんまく》とくも膜《まく》の間《あいだ》にある「くも膜下腔《まくかくう》」の血管《けっかん》に動脈瘤《どうみゃくりゅう》が生《しょう》じ，それが破《やぶ》れて出血《しゅっけつ》する病気《びょうき》です。

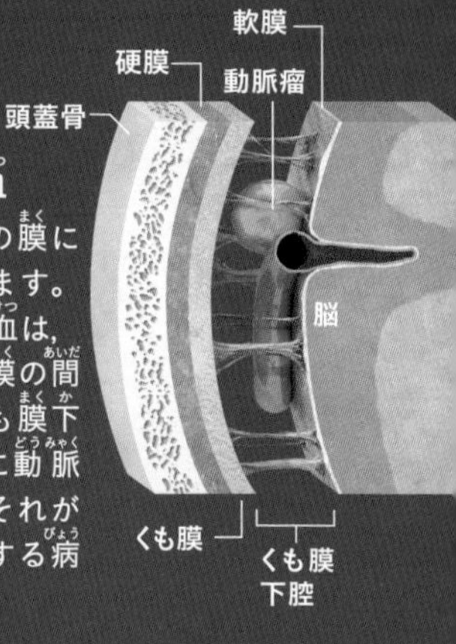

※1：令和3年（2021）人口動態統計月報年計（概数）の概況，厚生労働省
※2：令和4年高齢社会白書（全体版），内閣府

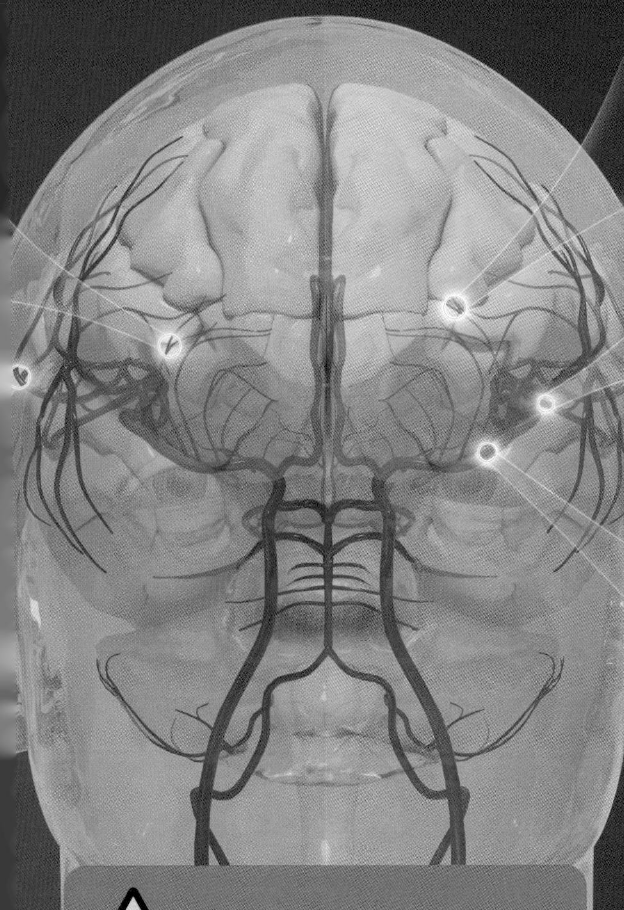

ラクナ梗塞《こうそく》

脳《のう》の細《ほそ》い動脈《どうみゃく》がつまるタイプの脳梗塞《のうこうそく》です。

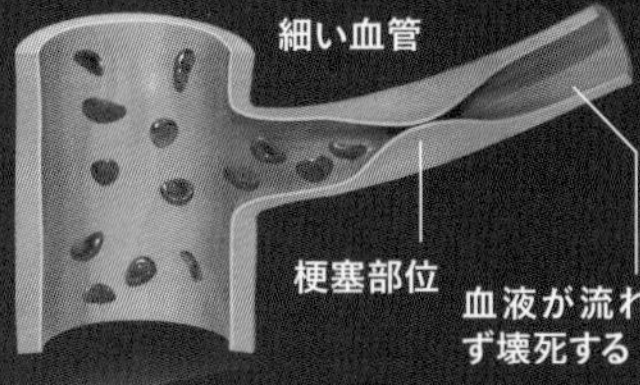

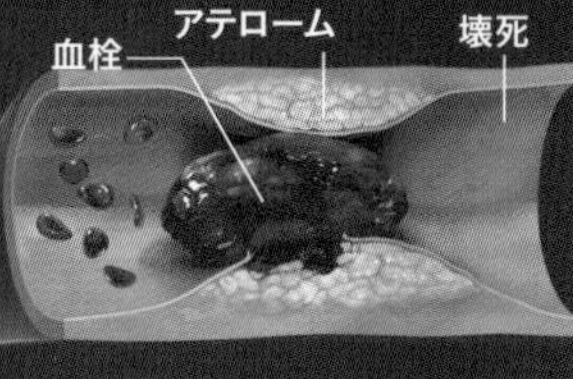

アテローム血栓性脳梗塞《けっせんせいのうこうそく》

脳《のう》の太《ふと》い血管《けっかん》の内側《うちがわ》に「アテローム」というふくらみができ，血管《けっかん》がせまくかたくなることでおきます。

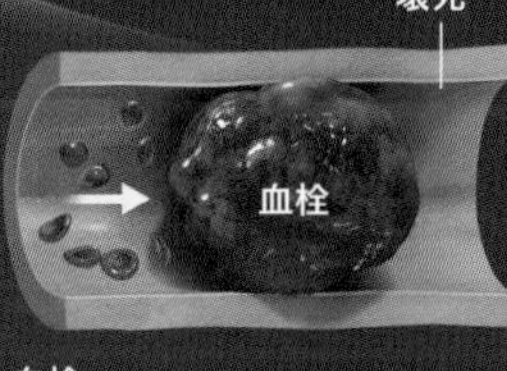

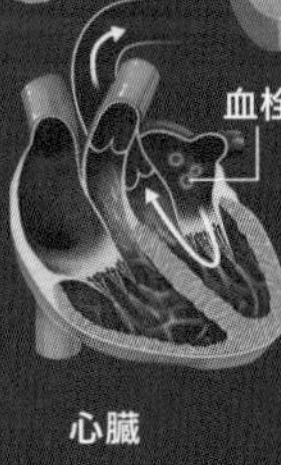

心原塞栓性脳梗塞《しんげんそくせんせいのうこうそく》

心臓《しんぞう》でできた血栓《けっせん》が脳《のう》まで運《はこ》ばれ，脳梗《のうこう》塞《そく》を発症《はっしょう》します。

「FAST」チェックで早期発見《そうきはっけん》

脳卒中《のうそっちゅう》かどうかを判断《はんだん》する「FAST」チェックを紹介《しょうかい》します。Face（顔《かお》の麻痺《まひ》やゆがみがあるか），Arm（左右《さゆう》どちらかの腕《うで》が上《あ》がらないなど，麻痺《まひ》があるか），Speech（ろれつがまわらないなどの会話《かいわ》の異《い》常《じょう》があるか）を確認《かくにん》し，どれか一《ひと》つでもあてはまればTime（時間《じかん》）をおかずに救急車《きゅうきゅうしゃ》をよびます。

日本人《にほんじん》の3割《わり》が頭痛《ずつう》で悩《なや》んでいる

代表的《だいひょうてき》なものとして3タイプの頭痛《ずつう》がある

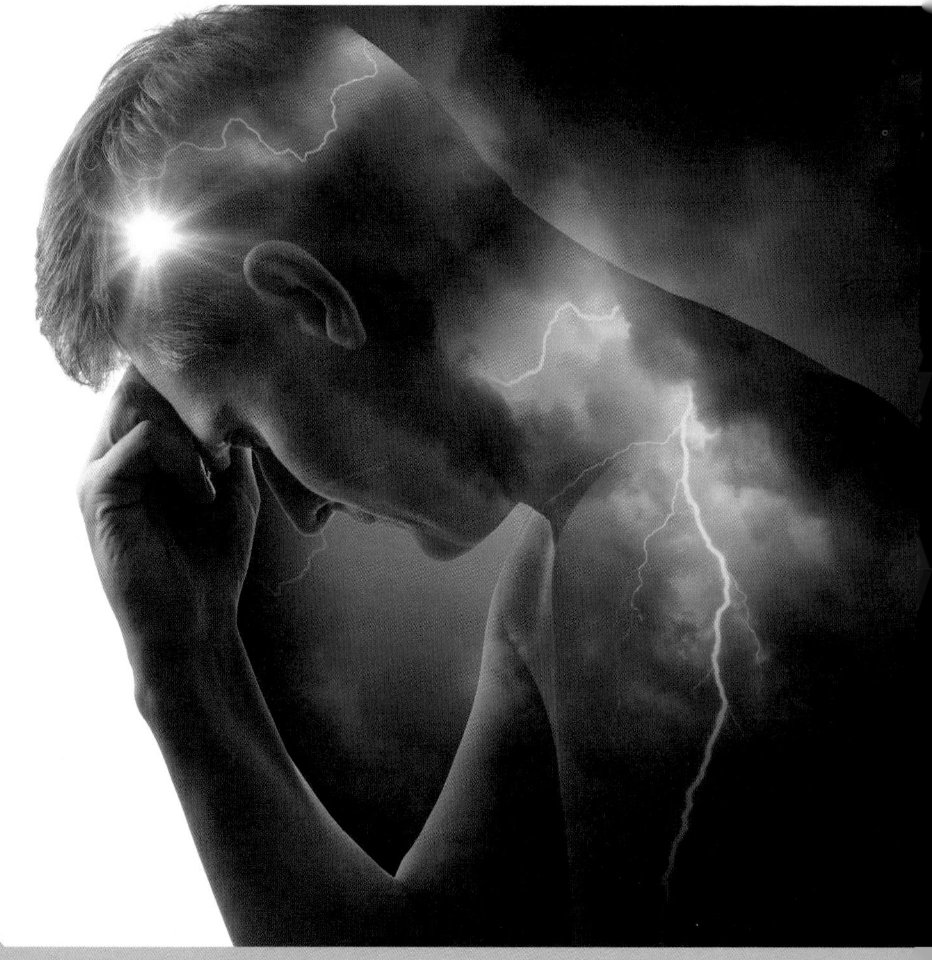

頭《ず》痛《つう》は，頭部《とうぶ》にある血管《けっかん》の広《ひろ》がりや筋肉《きんにく》の緊張《きんちょう》などで生《しょう》じる痛《いた》みの情報《じょうほう》が，脳《のう》に伝《つた》わったものです。

頭痛《ずつう》には大《おお》きく分《わ》けて2種類《しゅるい》あります。頭痛自体《ずつうじたい》が病気《びょうき》である「一次《いちじ》性頭痛《せいずつう》」と，くも膜下出血《まくかしゅっけつ》や脳腫瘍《のうしゅよう》などの疾患《しっかん》にともなってあらわれる「二次性頭痛《にじせいずつう》」です。

一次性頭痛《いちじせいずつう》は，日本人《にほんじん》の約《やく》3割《わり》が悩《なや》まされている頭痛《ずつう》です。代表的《だいひょうてき》なものに「片頭痛《へんずつう》」「緊張型頭痛《きんちょうがたずつう》」「群《ぐん》発頭痛《ぱつずつう》」があります（右下《みぎした》の表《ひょう》）。命《いのち》にかかわることはないものの，日常《にちじょう》生活《せいかつ》に支障《ししょう》をきたす場合《ばあい》があります。

一方《いっぽう》，二次性頭痛《にじせいずつう》は，命《いのち》にかかわる危険《きけん》な頭痛《ずつう》です。見分《みわ》けるポイントは，「これまでに経験《けいけん》したことのないようなタイプの痛《いた》み」といえます。突然《とつぜん》の強烈《きょうれつ》な痛《いた》み，手足《てあし》のまひ，しびれ，けいれん，ろれつがまわらなくなる，高熱《こうねつ》，視覚《しかく》の異常《いじょう》などをともなった場合《ばあい》は，すぐに神経内科《しんけいないか》や脳神経外科《のうしんけいげか》を受診《じゅしん》しましょう。

代表的《だいひょうてき》な一次性頭痛《いちじせいずつう》の特徴《とくちょう》

	片頭痛	緊張型頭痛	群発頭痛
頻度	年に数回～週に1回までさまざま。平均月2回。	一定しない。	群発期は毎年1～2回や，数年に1回程度。群発期には，2日に1回～1日に8回程度。
持続時間	4時間～3日間程度。	一定しない。	15分～3時間。
痛む場所	主に側頭部。頭の片側の場合が多い（約6割）が，両側の場合もある。	後頭部から首すじ，こめかみにかけて。頭の両側が痛む場合が多いが，片側の場合もある。	目の奥や側頭部などが痛む。頭の片側。
痛みの特徴	通常，拍動性がある（拍動性がないものもある）。	頭が強くしめつけられる感じ。	何かが突き刺さったような激しい痛み。
痛みの程度	ひどい場合には，寝こんでしまうなど，何もできない。	仕事や家事は，なんとかがまんしてできる程度の場合が多い。	じっとしていられず，のたうちまわる。頭を壁にぶつけたりといった行動もみられる。
発症のタイミングなど	動いたり，入浴したりすると悪化する。月経中や月経直前に多い。妊娠中はおきにくい。ストレスから解放された休日などにおきやすい。	長時間，同じ姿勢をとった場合などにおきやすい。	群発期にアルコール類を飲むとおきる。
頭痛以外の特徴的な症状	頭痛の前兆として，視野にギザギザの輝きが見えたり，視野の一部が見えにくくなったりすることがある。吐き気をともなうことがある。音や光などの刺激に対して過敏になる。	肩や首すじのこり。めまい。	痛む側の目から涙が出たり，目が充血したりする。鼻水，鼻づまり。前頭部および顔面の発汗。
患者の傾向	遺伝する傾向がある。若年から中年に多い。女性に多い。	若年から高年。	20～40代が多い。男性に多い。
誘因になりうるもの	睡眠不足，過剰な睡眠，月経，肩こり，ストレス，騒音，特定の食べ物（チーズ，チョコレートなど），飲酒（とくに赤ワイン）。	精神的ストレス，肉体的ストレス，うつむき姿勢。	群発期における飲酒。
薬以外の対処法	暗く静かな部屋で安静にする。頭部の痛む部分を冷やす。入浴はさける。	ストレッチ体操，マッサージ，入浴。	発作時に深呼吸。痛む部位を冷やす。
薬以外の予防	マグネシウム（アーモンド，にがり入りの天然塩，ひじきなど）や，ビタミンB_2（牛・豚・鶏の肝臓，ウナギ，牛乳，卵など）を摂取するとよい。	姿勢をただす。長時間，同じ姿勢をとらないで，ときどき休憩する。ストレスをためない。	群発期の禁酒。

参考資料：国際頭痛分類第3版β版や「ADITUS問診票」など

Column

コーヒーブレーク

運動不足《うんどうぶそく》とストレスは「免疫細胞《めんえきさいぼう》」の敵《てき》!

私《わたし》たちの体《からだ》には日々《ひび》，さまざまな病原体《びょうげんたい》が侵入《しんにゅう》してきます。**それを撃退《げきたい》するのが，「好中球《こうちゅうきゅう》」や「マクロファージ」などの免疫細胞《めんえきさいぼう》です。**

近頃《ちかごろ》，「免疫力《めんえきりょく》を高《たか》める」とうたった食品《しょくひん》などが出《で》まわっています。しかし，私《わたし》たちの免疫機能《めんえききのう》は，健康《けんこう》ならば平常時《へいじょうじ》で十分《じゅうぶん》に高《たか》く，何《なに》かをすればさらに高《たか》められるというわけではないようです。一方《いっぽう》で，日常生活《にちじょうせいかつ》には免疫機能《めんえききのう》を低下《ていか》させる要因《よういん》が複数《ふくすう》あります。

たとえば，テレワークなどで体《からだ》を動《うご》かさない生活《せいかつ》をつづけていると，病原体《びょうげんたい》に感染《かんせん》しやすくなることが知《し》られています。研究《けんきゅう》によると，「IgA」とよばれる抗体《こうたい》の分泌《ぶんぴつ》速度《そくど》は，中等度《ちゅうとうど》の運動《うんどう》を12か月《げつ》つづけることで約《やく》1.5倍《ばい》も速《はや》くなると報告《ほうこく》されています[※1]。散歩《さんぽ》やランニング，家《いえ》の中《なか》でのストレッチや筋《きん》トレなどで，体《からだ》を積極的《せっきょくてき》に動《うご》かしましょう。ただし，はげしすぎる運動《うんどう》は，逆《ぎゃく》に免疫力《めんえきりょく》を下《さ》げると考《かんが》えられています[※2]。

ストレスや睡眠不足《すいみんぶそく》もまた，免疫力《めんえきりょく》を下《さ》げる原因《げんいん》です。64名《めい》の学生《がくせい》を対象《たいしょう》に，試験期間中《しけんきかんちゅう》とその前後《ぜんご》でIgAの分泌量《ぶんぴつりょう》を測定《そくてい》したところ，ストレスがかかる試験期間中《しけんきかんちゅう》に分泌量《ぶんぴつりょう》が低下《ていか》することがわかりました[※3]。上手《じょうず》にストレスを発散《はっさん》し，十分《じゅうぶん》な睡眠《すいみん》をとるように心《こころ》がけましょう。

「ストレスホルモン」が免疫細胞《めんえきさいぼう》の機能《きのう》を低下《ていか》させる

ストレスを感《かん》じると，脳《のう》の「下垂体前葉《かすいたいぜんよう》」から「副腎皮質刺激《ふくじんひしつしげき》ホルモン（ACTH）」が分泌《ぶんぴつ》されます。すると，副腎《ふくじん》の表面《ひょうめん》にある副腎皮質《ふくじんひしつ》から「コルチゾール」などの「ストレスホルモン」とよばれる物質《ぶっしつ》が分泌《ぶんぴつ》されます。コルチゾールは免疫細《めんえきさい》胞《ぼう》に影響《えいきょう》をおよぼし，免疫機能《めんえききのう》を低下《ていか》させます。

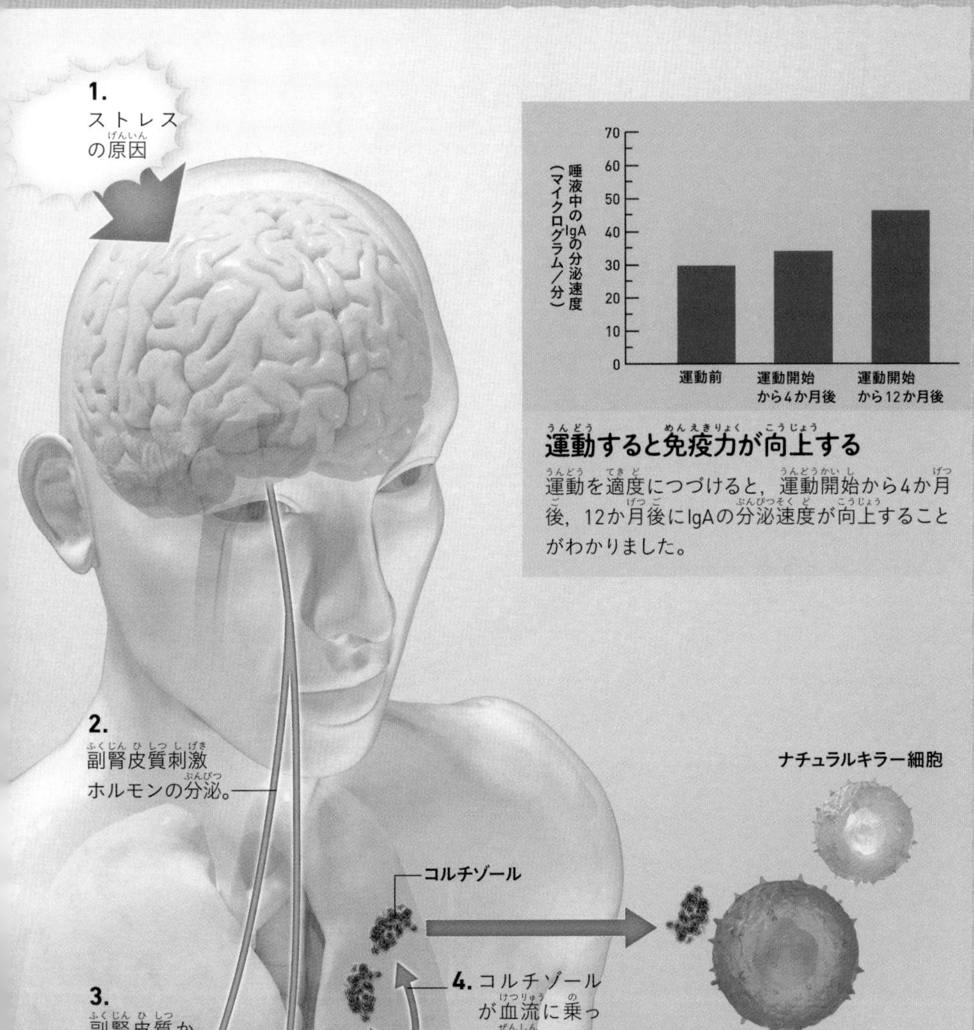

運動《うんどう》すると免疫力《めんえきりょく》が向上《こうじょう》する

運動《うんどう》を適度《てきど》につづけると，運動開始《うんどうかいし》から4か月《げつ》後《ご》，12か月後《げつご》にIgAの分泌速度《ぶんぴつそくど》が向上《こうじょう》することがわかりました。

※1：Akimoto et al. Br J Sports Med 2003;37:76-79
※2：Pedersen B.K. et al., Acta Physiol. Scand. 162:325–332, 1998. 8
※3：Jemmott JB 3rd, et al., A. Lancet. 1983;25:1400-2.

おわりに

これで「人体《じんたい》の取扱《とりあつかい》説明書《せつめいしょ》」はおわりです。いかがでしたか。

私《わたし》たちの体《からだ》はとても精巧《せいこう》で，すぐれた機能《きのう》がたくさん備《そな》わっています。一方《いっぽう》でデリケートな面《めん》もあり，体《からだ》に好《この》ましくない姿勢《しせい》や生活《せいかつ》をつづけたり，ストレスが加《くわ》わったりすると，さまざまな不《ふ》調《ちょう》をもたらすことをみてきました。

たとえば，スマホを見《み》るときの独特《どくとく》の姿勢《しせい》は，首《くび》と肩《かた》の筋肉《きんにく》に大《おお》きな負荷《ふか》がかかります。しかし，スマホを目線《めせん》の高《たか》さまで持《も》ち上《あ》げて，頭《あたま》が体《からだ》の真上《まうえ》にのる姿勢《しせい》を心《こころ》がけると，体《からだ》への悪影《あくえい》響《きょう》が軽減《けいげん》します。歩《ある》き方《かた》や座《すわ》り方《かた》，日《ひ》ごろはあまり意識《いしき》しない呼吸《こきゅう》にも「正《ただ》しいやり方《かた》」と「メンテナンス方法《ほうほう》」があることを，おわかりいただけたと思《おも》います。

こわれた家電製品《かでんせいひん》は新《あたら》しく買《か》いかえることができますが，自分《じぶん》の体《からだ》はそうはいきません。この本《ほん》が，自分《じぶん》の体《からだ》や生活習慣《せいかつしゅうかん》と向《む》き合《あ》うきっかけになりましたら，とてもうれしく思《おも》います。

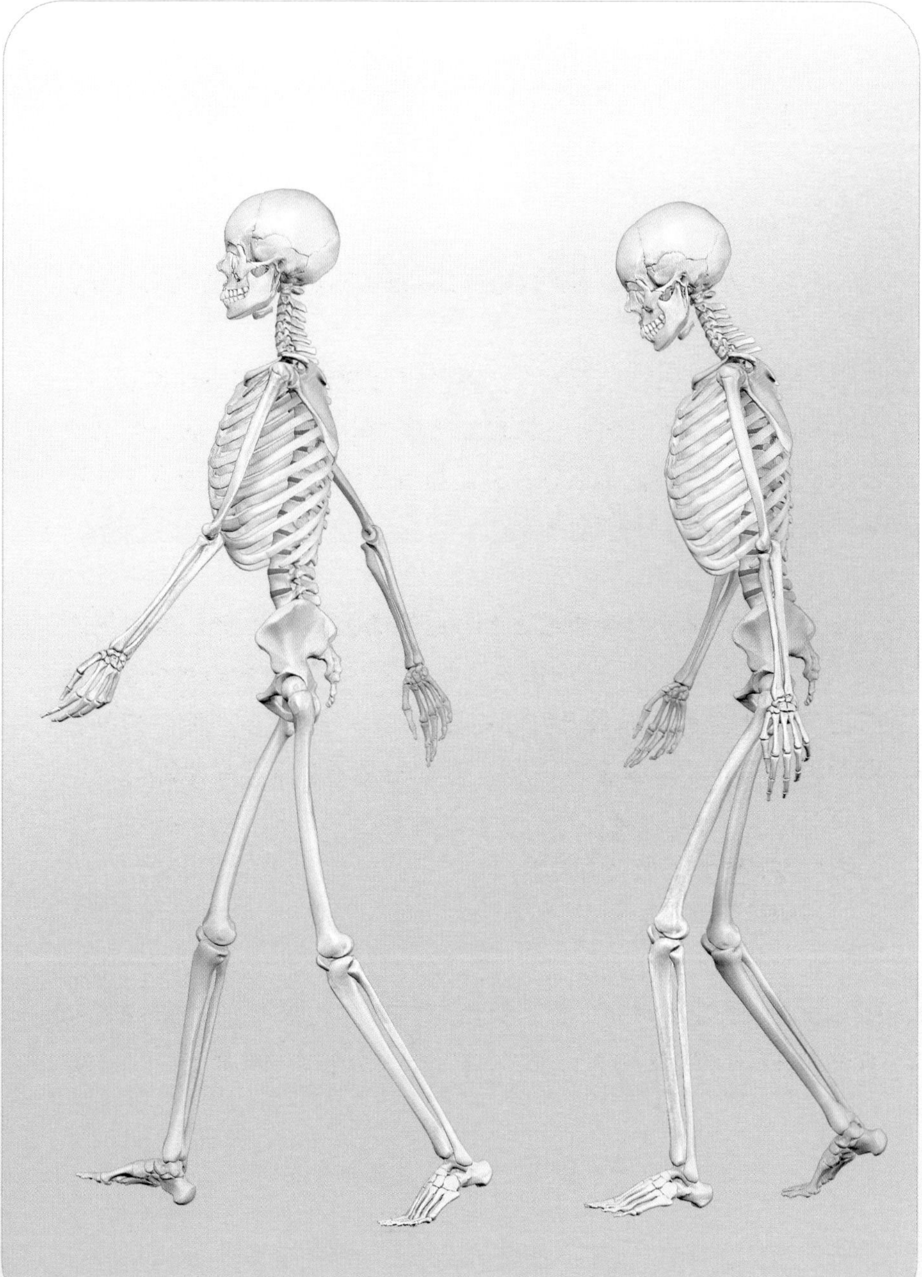

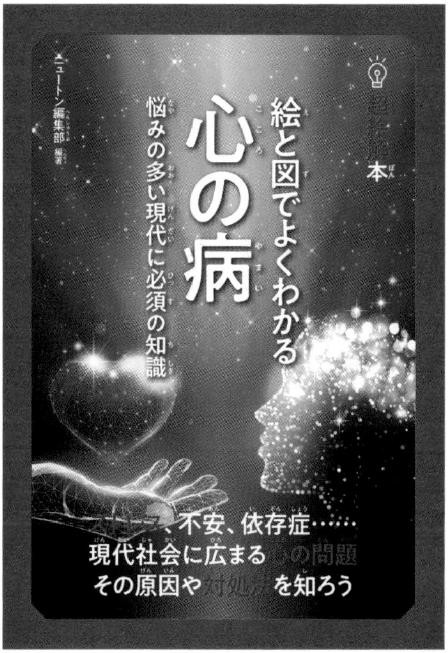

15人《にん》に一人《ひとり》が
うつ病《びょう》になっている!

依存症《いぞんしょう》の人《ひと》に
共通《きょうつう》する特徴《とくちょう》とは?

自分《じぶん》や身近《みぢか》な人《ひと》が
「心《こころ》の病《やまい》」かもと思《おも》ったら

—— 目次《もくじ》（抜粋《ばっすい》）——

【プロローグ】12歳以上《さいいじょう》の約《やく》48%が，悩《なや》みやストレスをもっている　【「うつ病《びょう》」ってどんな病気《びょうき》?】日本人《にほんじん》の15人《にん》に一人《ひとり》がうつ病《びょう》を経験《けいけん》する?／体《からだ》がストレスに立《た》ち向《む》かうしくみ／うつ病《びょう》の原因《げんいん》になりがちな“思考《しこう》のくせ”／うつ病《びょう》とは似《に》て非《ひ》なる「双極性障害《そうきょくせいしょうがい》」　【身近《みぢか》にひそむ「依存症《いぞんしょう》」】中高生《ちゅうこうせい》の約《やく》4割《わり》がネット依存《いぞん》かその予備軍《よびぐん》／「大事《だいじ》なものランキング」に変化《へんか》がおきる／依存症《いぞんしょう》の人《ひと》に共通《きょうつう》する特徴《とくちょう》／依存症《いぞんしょう》の完治《かんち》はむずかしいが，回復《かいふく》できる　【「発達障害《はったつしょうがい》」とは何《なに》か?】10人《にん》に一人《ひとり》が発達障害《はったつしょうがい》?／発達障害《はったつしょうがい》は大《おお》きく三《みっ》つに分《わ》けられる／大人《おとな》になってから気《き》づくケースがふえている／発達障害《はったつしょうがい》は脳《のう》の特性《とくせい》と理解《りかい》する　【心《こころ》の病《やまい》はたくさんある】不安《ふあん》で不安《ふあん》でパニックになる「不安障害《ふあんしょうがい》」／幻覚《げんかく》や妄想《もうそう》がみられる「統合失調症《とうごうしっちょうしょう》」／ものの見方《みかた》やとらえ方《かた》に強《つよ》いかたよりがある「パーソナリティ障害《しょうがい》」／「認知症《にんちしょう》」にはさまざまな種類《しゅるい》がある　【心《こころ》の病《やまい》の治療方法《ちりょうほうほう》】問題《もんだい》のある行動《こうどう》を修正《しゅうせい》する「行動療法《こうどうりょうほう》」／ゆがんだ認知《にんち》を修正《しゅうせい》する「認知行動療法《にんちこうどうりょうほう》」／あるがままに受《う》け止《と》める「マインドフルネス」／体内《たいない》のしくみに分子《ぶんし》レベルではたらく「薬物療法《やくぶつりょうほう》」　ほか

Staff

Editorial Management	中村真哉
Cover Design	秋廣翔子
Design Format	宮川愛理
Editorial Staff	上月隆志，佐藤貴美子

Photograph

8-9	makieni/stock.adobe.com
22	中村格子
24-25	健二 中村/stock.adobe.com
26	CHIRO/stock.adobe.com
34	miya227/stock.adobe.com
40	nhannan/stock.adobe.com
52-53	Free1970/stock.adobe.com
82	【表皮ブドウ球菌】Janice Haney Carr,【ビフィズス菌】Kateryna_Kon/stock.adobe.com,【乳酸菌】ToshihideMiyata/stock.adobe.com
83	【アクネ桿菌】Kateryna_Kon/stock.adobe.com,【ウェルシュ菌】CDC/ Don Stalons,【バクテロイデス】CDC/ Dr. V. R. Dowell, Jr.【むし歯菌】CDC/ Dr. Richard Facklam,【カンジダ・アルビカンス】CDC/Dr. Lucille K. Georg,【ピロリ菌】k_e_n/stock.adobe.com
86	SciePro/stock.adobe.com
92-93	New Africa/stock.adobe.com
95	west_photo/stock.adobe.com
106-107	west_photo/stock.adobe.com
109	DOUGLAS/stock.adobe.com
118-119	Brian Jackson/stock.adobe.com
120-121	【背景】Goffkein/stock.adobe.com
126	metamorworks/stock.adobe.com
136	Tryfonov/stock.adobe.com

Illustration

表紙カバー	多田彩子・Newton Press（Credit①）
表紙	多田彩子・Newton Press（Credit①）
7	多田彩子・Newton Press（Credit①）
11	多田彩子・Newton Press（Credit①），木下真一郎
12〜17	多田彩子・Newton Press（Credit①）
19〜21	多田彩子・Newton Press（Credit①）
23	宮川愛理
25	秋廣翔子・Newton Press
27	多田彩子・Newton Press（Credit①）
28-29	宮川愛理
30-31	多田彩子・Newton Press（Credit①）
33	Newton Press
34	多田彩子・Newton Press（Credit①）
35	秋廣翔子・Newton Press
36-37	Newton Press
39	木下真一郎
41	木下真一郎
43〜47	Newton Press
49〜51	Newton Press
53〜55	Newton Press
57	Newton Press
59	Newton Press
61	Newton Press
63	Newton Press
65	NADARAKA Inc, Newton Press, New Africa/stock.adobe.com
66〜69	Newton Press
71	Newton Press
73	NADARAKA Inc, Newton Press
75	NADARAKA Inc, Newton Press
76-77	Newton Press
79〜83	Newton Press
84-85	Newton Press（Credit①）
87	Newton Press（Credit①）
89	Newton Press
91	Newton Press
95	Newton Press
97	Newton Press
99	Newton Press
100-101	Newton Press（Credit①，気管支の3Dデータ：東京農工大学客員教授 北岡裕子）
102〜105	Newton Press
106-107	宮川愛理
109	Newton Press
111	Newton Press（Credit①）
112	Newton Press
113	秋廣翔子・Newton Press
115	Newton Press
117	Newton Press
120	Newton Press
122-123	Newton Press
125	Newton Press
127〜133	Newton Press
134-135	Newton Press（Credit①）
138-139	Newton Press（分子モデル：PDBID HCY,ePMV[Johnson,G.T. and Autin, L., Goodsell, D.S., Sanner, M.F., Olson, A.J. (2011). ePMV Embeds Molecular Modeling into Professional Animation Software Environments.Structure 19, 293- 303], PubChem[Kim S, Chen J, Cheng T, Gindulyte A, He J,He S, Li Q, Shoemaker BA, Thiessen PA, Yu B, Zaslavsky L, Zhang J, Bolton EE.PubChem 2019], MSMS molecular surface[Sanner, M.F., Spehner, J.-C., andOlson, A.J. (1996) Reduced surface: an efficient way to compute molecular surfaces. Biopolymers, Vol. 38, (3),305-320]]）
141	多田彩子・Newton Press（Credit①）

本書は主に，ニュートンライト2.0『人体の取扱説明書』，ニュートン別冊『人体の取扱説明書 改訂第2版』，Newton2020年9月号『現代人のための人体の取扱説明書』の一部記事を抜粋し，大幅に加筆・再編集したものです。

初出記事へのご協力者（敬称略）：
坂井建雄（順天堂大学保健医療学部特任教授）／髙森健ニ（学校法人順天堂理事）／竹村洋典（東京女子医科大学総合内科学・総合診療科分野教授）／谷本道哉（順天堂大学スポーツ健康科学部准教授）／千葉一裕（防衛医科大学校整形外科学講座教授）／中村格子（医療法人社団BODHI理事長，Dr.KAKUKOスポーツクリニック院長）

超《ちょう》絵《え》解《かい》本《ぼん》

科《か》学的《がくてき》に正《ただ》しいあなたの体《からだ》の使《つか》い方《かた》

ヒトの体《からだ》はこんなにすごい！ 人《じん》体《たい》の取《とり》扱《あつかい》説《せつ》明《めい》書《しょ》

2023年9月1日発行

発行人　高森康雄
編集人　中村真哉
発行所　株式会社 ニュートンプレス
〒112-0012東京都文京区大塚3-11-6
https://www.newtonpress.co.jp

ISBN978-4-315-52729-2